Emotionsfokussierte Therapie

Fortschritte der Psychotherapie
Band 82

Emotionsfokussierte Therapie

Dr. Imke R. Herrmann, Dr. Lars Auszra

Imke R. Herrmann
Lars Auszra

Emotionsfokussierte Therapie

hogrefe

Dr. Imke R. Herrmann, geb. 1977. 1998–2004 Studium der Psychologie in Oxford und München. 2003–2011 Ausbildung in Emotionsfokussierter Therapie bei Leslie S. Greenberg, in Integrativer Traumatherapie sowie zur Psychologischen Psychotherapeutin (Schwerpunkt Verhaltenstherapie). 2006 Gründung des Deutschen Instituts für Emotionsfokussierte Therapie (IEFT). 2007–2011 Psychotherapeutin in der Traumaambulanz der LMU München. Seit 2008 als Dozentin, Lehrtherapeutin und Supervisorin in verschiedenen Ausbildungsinstituten tätig. 2011 Promotion. Seit 2011 niedergelassen in einer eigenen Praxis in München.

Dr. Lars Auszra, geb. 1977. 1998–2004 Studium der Psychologie in Eichstätt und München. 2003–2011 Ausbildung in Emotionsfokussierter Therapie bei Leslie S. Greenberg, in Integrativer Traumatherapie sowie zum Psychologischen Psychotherapeuten (Schwerpunkt Verhaltenstherapie). 2006 Gründung des Deutschen Instituts für Emotionsfokussierte Therapie (IEFT). 2007–2011 Therapeutische Arbeit in der Traumaambulanz der LMU München. Seit 2008 als Dozent, Lehrtherapeut und Supervisor in der Fort- und Weiterbildung von Therapeuten tätig. 2011 Promotion. Seit 2011 niedergelassen in einer eigenen Praxis in München.

Bibliografische Information der Deutschen Nationalbibliothek
Die Deutsche Nationalbibliothek verzeichnet diese Publikation in der Deutschen Nationalbibliografie; detaillierte bibliografische Daten sind im Internet über http://dnb.dnb.de abrufbar.

Hogrefe Verlag GmbH & Co. KG
Merkelstraße 3
37085 Göttingen
Deutschland
Tel. +49 551 999 50 0
Fax +49 551 999 50 111
info@hogrefe.de
www.hogrefe.de

Satz: Sabine Rosenfeldt, Hogrefe Verlag GmbH & Co. KG, Göttingen
Druck: mediaprint solutions GmbH, Paderborn
Printed in Germany
Auf säurefreiem Papier gedruckt

1. Auflage 2021

(E-Book-ISBN [PDF] 978-3-8409-2897-0; E-Book-ISBN [EPUB] 978-3-8444-2897-1)
ISBN 978-3-8017-2897-7
https://doi.org/10.1026/02897-000

Inhaltsverzeichnis

Vorwort

Die Emotionsfokussierte Therapie (EFT) stellt die Arbeit mit Emotionen in den Mittelpunkt. Sie hat sich aus der Psychotherapieprozessforschung entwickelt und gibt Therapeutinnen und Therapeuten empirisch fundierte Landkarten emotionaler Veränderung an die Hand. Auf diese Weise erlaubt sie ihnen, systematisch mit den Emotionen ihrer Patientinnen und Patienten zu arbeiten und diese als Motor der Veränderung zu nutzen. Obgleich die EFT ein eigenständiges Verfahren ist, kann sie gut in andere Ansätze integriert werden, denn gerade in der Arbeit mit Emotionen haben viele therapeutische Ansätze in Theorie und Praxis eine Lücke hinterlassen.

Ein sprachlicher Hinweis: Wir verwenden im Buch häufig die weibliche Form, also „Therapeutin“ und „Patientin“, meinen aber natürlich stets auch männliche Personen. In einigen Kapiteln nutzen wir abwechselnd die männliche und die weibliche Form. In der Mehrzahl-Form sprechen wir der Einfachheit halber von „Therapeuten“ und „Patienten“.

München, Januar 2021

Imke R. Herrmann
und *Lars Auszra*

1 Beschreibung der Methode

Patienten kommen in der Regel in die Therapie, weil sie sie sich nicht so fühlen, wie sie es sich wünschen oder wie es erträglich wäre. Sie leiden darunter, zu häufig unliebsame Emotionen zu erleben, zu wenig angenehme Emotionen oder insgesamt zu wenig zu fühlen. Emotionen in der Psychotherapie einen zentralen Platz einzuräumen, liegt also auf der Hand. Die Emotionsfokussierte Therapie (EFT) bietet eine emotional basierte Theorie menschlichen Erlebens und Verhaltens, die empirisch überprüft ist. Aus dieser leiten sich allgemeine Prinzipien der Arbeit mit Emotionen und ihrer Rolle im Prozess therapeutischer Veränderung ab, die über viele verschiedene Störungsbilder hinweg gültig sind. Die EFT gibt Psychotherapeuten theoretisch fundierte, empirisch basierte Methoden an die Hand, um emotionale Veränderung in ihren Patienten zu bewirken.

Emotionale Veränderungen bewirken

Wie Therapeuten aus Erfahrung wissen, verhalten sich Patienten in der Regel entsprechend dem, wie sie sich fühlen und oft genug nicht so, wie sie es sich vornehmen oder ihnen ihr Verstand rät. Selbst wenn sie über die Fertigkeiten für bestimmtes Handeln verfügen (z. B. sich abgrenzen oder selbstfürsorglich handeln), setzen sie es häufig nicht um, weil sie beispielsweise Angst haben oder sich ungenügend fühlen. Emotionen wirken als Mediatoren zwischen Fertigkeiten und deren erfolgreicher Anwendung (siehe Kramer et al., 2016). Entsprechend machen Therapeuten die Erfahrung, dass verhaltenstherapeutische und kognitive Interventionen an ihre Grenzen stoßen können, weil tiefer liegende emotionale Prozesse Veränderungen entgegenstehen. Dies erklärt die wachsende Beliebtheit der Emotionsfokussierten Therapie.

1.1 Bezeichnung

Humanistische Orientierung

Ihre Wurzeln hat die EFT in der humanistisch-erlebensorientierten Tradition der Psychotherapie. Sie integriert eine personzentrierte empathische Beziehungsgestaltung mit erlebens- und gestalttherapeutischen Elementen. Das Fundament der EFT bildet eine reichhaltige Psychotherapieprozessforschung, die mit der Untersuchung von *change events* in den 1970er Jahren begann. Auf diese Weise entstand das Marker geleitete, prozessorientierte Vorgehen, das so charakteristisch für die EFT ist. Auf Basis dieser Forschung rückte die Rolle von Emotionen zunehmend in den Mittelpunkt, weshalb das ursprünglich

Prozess-Erlebensorientierte Therapie genannte Verfahren in *Emotionsfokussierte Therapie* umbenannt wurde. Aus der Integration von Einflüssen aus Emotionsforschung, Kognitionsforschung und den affektiven Neurowissenschaften entwickelte sich eine dialektisch-konstruktivistische Theorie menschlichen Erlebens und Verhaltens sowie psychotherapeutischer Veränderung, die Emotionen in den Mittelpunkt stellt.

1.2 Beschreibung

Die Emotionsfokussierte Therapie rückt das emotionale Erleben von Patienten und ihren Umgang mit diesem Erleben in den Mittelpunkt therapeutischen Handelns. Sie gibt Therapeuten ein systematisches Orientierungssystem und wirksame Methoden an die Hand, adaptive Emotionen ihrer Patienten zu nutzen und maladaptive Emotionen nachhaltig zu verändern. EFT-Therapeuten helfen ihren Patienten, ihre Emotionen adäquat zu verarbeiten und sie flexibel zur Lösung aktueller Probleme zu nutzen. So entsteht zum einen ein funktionalerer Umgang der Patienten mit ihren Emotionen. Zum anderen helfen EFT-Therapeuten ihren Patienten Emotionen zu transformieren, wenn diese nicht hilfreich sind. Veränderungen auf emotionaler Ebene werden als Motor für Veränderungen auf Ebene der Kognitionen und des Verhaltens gesehen. Die einzelnen postulierten Veränderungsvariablen und Interventionen wurden intensiv beforscht. Deshalb kann die EFT Therapeuten empirisch basierte Handlungsanweisungen geben, um zielgerichtet mit den Emotionen ihrer Patienten in der Sitzung zu arbeiten.

Transdiagnostisches Verfahren

Die EFT ist ein transdiagnostisches Verfahren, das in einem breiten Spektrum von psychischen Störungen Anwendung findet (Timulak & Keogh, 2020).

Wirksamkeitsnachweise liegen für die Anwendung bei Depression und Traumafolgestörungen vor. Weiterhin gibt es erste Studien, die gute Effekte für die Behandlung von Sozialer Phobie, Generalisierter Angststörung, Essstörungen und in der Paar- und Familientherapie zeigen (mehr dazu in Kapitel 5).

2 Theorie

Emotionen als Informationsverarbeitungs- und Problemlösesystem

Emotionen sind ein evolutions-basiertes Informationsverarbeitungs- und Problemlösesystem (Frijda, 1986). Sie liefern uns eine schnelle, automatische und vorbewusste Bewertung unserer inneren und äußeren Umwelt in Bezug auf unser Überleben, unser Wohlergehen und unsere Ziele. Diese Bewertung erfolgt in der Form eines Ist-Soll-Vergleiches (Barrett, 2017). Vermittelt wird das Ergebnis dieses Ist-Soll-Vergleiches durch körperlich basiertes Erleben (z.B. Gefühle von Angst, Ärger, Traurigkeit), verbunden mit entsprechenden Handlungsbereitschaften (z.B. in Sicherheit bringen, Grenzen wiederherstellen, Unterstützung mobilisieren), die der Bedürfnisbefriedigung dienen.

Emotionen signalisieren Relevanz

Meldet beispielsweise mein visueller Kortex, dass sich ein Objekt (wie zum Beispiel ein herannahendes Auto) auf mich zubewegt, organisiert mich mein Emotionssystem sofort im Sinne meines Wohlergehens und meines Bedürfnisses nach Unversehrtheit und ich bringe mich durch einen Sprung in Sicherheit; und zwar noch bevor ich begriffen haben mag, was eigentlich vor sich geht. Begleitet wird dieser Prozess von einem körperlich basierten Gefühl von Angst und Schrecken. Dies gilt für einfach reflexhafte emotionale Reaktionen wie in diesem Beispiel, aber auch für komplexere emotionale Reaktionen. Berichtet eine Patientin beispielsweise von einem „mulmigen Gefühl", während sie von einem ersten Date am Vorabend erzählt, so signalisiert ihr das mulmige Gefühl, dass irgendetwas nicht in Ordnung ist. Sich diesem Gefühl zuzuwenden und es bewusst wahrzunehmen, verschafft ihr Zugang zu wichtigen Informationen. In der weiteren Exploration symbolisiert die Patientin ihr Gefühl als „leichte Angst". Auf diese Weise beginnt sie, näher zu bestimmen was das Problematische an dem Treffen war: Ihr Bedürfnis nach Sicherheit war nicht erfüllt, da sie Aspekte des Verhaltens des Date-Partners als grenzüberschreitend empfunden hat. Ihr Angstgefühl hilft ihr, zu definieren, was ihr Problem ist: Mit einem Gegenüber konfrontiert zu sein, das potenziell bedrohlich ist. Im Idealfall orientiert und mobilisiert sie das Angstgefühl nun zu Verhaltensweisen, die ihrem Bedürfnis nach Sicherheit entsprechen (beispielsweise indem die Patientin ihre Grenzen klarer aufzeigt oder den Kontakt abbricht).

Emotionen bestimmen Verarbeitung

Einmal in Gang gesetzt, bestimmen Emotionen unseren Verarbeitungsmodus und beeinflussen „höhere" kognitive Verarbeitungsprozesse wie Aufmerksamkeit, Gedächtnis oder Entscheidungsprozesse (z.B. Ohman, Lundquist, & Esteves, 2001; Phelps, Ling, & Carrasco, 2006). Sie beeinflussen das *Was* (worauf wir Aufmerksamkeit richten, was wir erinnern) aber auch das *Wie* (eingeschränkt, wie z.B. bei Scham und Angst, oder frei assoziativ, wie z.B. bei Freude und Interesse, vgl. Fredrickson & Losada, 2005) unseres Denkens. Emotionen sind organismische Programme, die uns über wichtige Bedürfnisse informieren und uns so organisieren, dass diese erfüllt werden können. Bezogen auf den Therapieprozess bedeutet emotionale Aktivierung in der Patientin also, dass sie gerade mit etwas in Berührung ist, das mit wichtigen Bedürfnissen, Wünschen und Zielen verbunden ist. Sie sagen uns Therapeuten: Hier geht es um etwas, das für die Patientin wichtig ist. Emotionen sind daher wichtige „Wegweiser" im therapeutischen Prozess. Ihre Fähigkeit, menschliches Erleben und Verhalten zu organisieren und funktionale Anpassung zu mobilisieren, macht sie darüber hinaus zu einem wichtigen Motor im Veränderungsprozess, den es zu nutzen gilt.

Emotionale Schemata prägen Erleben und Verhalten

Geboren werden wir mit einfachen, reflexhaften psychomotorischen Programmen, die im Laufe einer Lebensspanne mit unseren Erfahrungen zu neuronalen Netzwerken im Gedächtnis verknüpft werden. Diese emotionalen Netzwerke werden in der EFT *Emotionale Schemata* (Greenberg, 2011, 2019; Greenberg & Safran, 1987) genannt. Sie verbinden affektive, motivationale, somatische, kognitive und verhaltensbezogene Elemente emotionaler Erfahrungen zu organisierten Einheiten, die schnell und automatisch durch relevante Hinweisreize (also Reize, die mit der Ursprungssituation und der ursprünglichen emotionalen Reaktion verknüpft sind) aktiviert werden können und unser künftiges Erleben und Verhalten prägen.

Beispiel

Hat ein Kind die Erfahrung gemacht, vom Vater angebrüllt und niedergemacht worden zu sein, nachdem es eine Tasse Milch umgeworfen hat, werden alle situativen Elemente dieser Erfahrung (z. B. visuell: Milch überall, Gesicht des Vaters; auditiv: Stimme des Vaters) zusammen mit den damit verbundenen Angst- und Schamgefühlen, damit einhergehenden Körperempfindungen, Handlungsbereitschaften (Fluchtimpuls, unsichtbar werden wollen und Handlungshemmung) und Gedanken („Ich mache ständig etwas falsch, ich bin zu blöd") abgespeichert. Nun wird künftig evtl. schon eine gereizte Stimme des Vaters oder „einen Fehler machen" zur Aktivierung von Angst und Scham und damit verbundenen Handlungsbereitschaften führen, die darauf abzielen, Sicherheit herzustellen und weiteren Schaden abzuwenden.

Je häufiger sich diese oder ähnliche Erfahrungen wiederholen, und je emotional intensiver sie erlebt werden, desto stärker werden die entsprechenden Verbindungen gebahnt, und je leichter ist das Schema aktivierbar. Diese Art der Informationsverarbeitung erlaubt eine erfolgreiche Anpassung an unsere hochkomplexen Lebenswelten. Erfahrungen müssen nicht immer wieder gemacht und Reize nicht immer wieder linear analysiert werden. Das Gehirn ruft quasi *Prototypen* von Situationen ab, die auf Erfahrung basieren und mögliche Verläufe vorhersagen. Sie liefern blitzschnell Informationen über die Bedeutung der Situationen für das Wohlbefinden des Individuums und stellen Handlungsbereitschaften her, die eine optimale Anpassung ermöglichen. Da emotionale Schemata neue Erfahrungen integrieren, bleibt unser Emotionssystem ein *flexibles, lernendes System.*

Maladaptive emotionale Schemata

Dies bringt auch die Möglichkeit maladaptiver emotionaler Reaktionen mit sich, nämlich dann, wenn erlernte emotionale Reaktionen so stark gebahnt sind, dass sie sich nicht verändern, obgleich sich Umstände verändern. Die

Reaktion des oben beschriebenen Kindes von Angst und Scham auf Angriffe des Vaters, in Verbindung mit Rückzug, Anpassung und Handlungshemmung, war einmal eine adaptive emotionale Reaktion, im Sinne des Wohlbefindens des Kindes. Reagiert es aber im Erwachsenenalter auf Ausdruck von Ärger durch den Lebenspartner oder den Chef mit Angst und Scham und handelt entsprechend mit Rückzug und Anpassung, ist dies keine adaptive emotionale Reaktion, weil es alternative Handlungsmöglichkeiten gäbe und wichtige Bedürfnisse, wie beispielsweise Autonomie, auf der Strecke bleiben. Die vergangene Erfahrung prägt also das Erleben und Verhalten in der Gegenwart und verhindert so eine gelungene Anpassung an die gegenwärtigen Umstände. Wir sprechen dann von einer *maladaptiven emotionalen Reaktion auf Basis eines maladaptiven emotionalen Schemas.*

Prozedurale, präverbale und affektive Elemente

Emotionale Schemata bestehen vorwiegend aus prozeduralen, präverbalen und affektiven Elementen. Sie sind in der Regel nicht bewusst, können jedoch durch episodische Erinnerungen aktiviert und ins Bewusstsein geholt werden, was es in der Therapie zu nutzen gilt. Die einzelnen Elemente eines emotionalen Schemas werden in Abbildung 1 dargestellt (vgl. Greenberg, 2011, 2019).

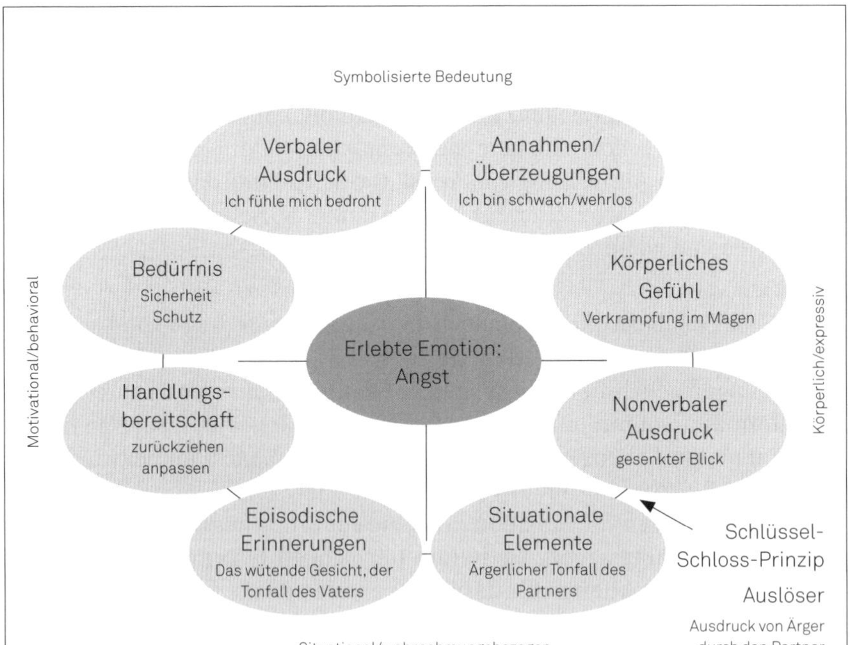

Abbildung 1: Emotionales Schema (adaptiert von Greenberg, 2011)

Merke

Emotionale Schemata sind der zentrale Fokus therapeutischer Interventionen in der EFT. Adaptive Schemata sollten genutzt *(Utilisation)* und maladaptive Schemata verändert werden *(Transformation)*. Hierfür müssen sie aktiviert sein, denn nur dann sind sie einer Veränderung zugänglich. Die Aktivierung emotionaler Schemata in der Therapiestunde bildet somit die Grundvoraussetzung erfolgreicher therapeutischer Arbeit mit Emotionen.

Aktivierung als Voraussetzung

2.1 Dialektischer Konstruktivismus

Die emotionsfokussierte Theorie der menschlichen Funktionsweise, der Genese von psychischen Schwierigkeiten und von therapeutischer Veränderung fußt auf einer dialektisch-konstruktivistischen Theorie des Selbst (Greenberg & Pascual-Leone, 2001).

In jeder Situation sind immer mehrere unterschiedliche emotionale Schemata gleichzeitig aktiviert, wenn auch meist ein Schema mehr im Vordergrund steht als die anderen. Aus ihrer dynamischen Synthese entsteht unsere aktuelle Selbstorganisation. Dabei bilden die verschiedenen emotionalen Schemata gewissermaßen ein „Parlament“, in welchem jedes Schema eine Stimme hat, und die Mehrheit die Richtung der Selbstorganisation bestimmt. Dies bedeutet auch, dass jederzeit eine neue Selbstorganisation entstehen kann, je nachdem, wie sich die Verhältnisse im Parlament ändern.

Selbstorganisation

Unsere gegenwärtige Selbstorganisation bestimmt unseren grundlegenden Verarbeitungsmodus in einem gegebenen Moment und hinterlässt uns mit einem körperlich vermittelten Gefühl *(Felt Sense* oder *somatischer Marker)* dessen, wie wir in der Welt sind *(gelebte Geschichte)*. Zugleich sind wir beständig bemüht, uns den Sinn dieses körperlich basierten Erlebens zu erschließen. Durch kognitive Prozesse wie bewusstes Erleben, (selektive) Aufmerksamkeit, sprachliches Benennen und Erklären konstruieren wir subjektive Bedeutung *(erzählte Geschichte)*. Aus diesem dialektischen Zirkel von körperlich basiertem Erleben und bewussten, kognitiven Prozessen entwickeln bzw. konstruieren wir Augenblick für Augenblick die Bedeutung unseres Erlebens und damit unser Selbst.

Über die Zeit hinweg integrieren wir unsere fortlaufenden Selbstorganisationen zu einer kohärenten Geschichte und gelangen so zu grundlegenden Annahmen über uns und die Welt und zu einer persönlichen Identität *(Narrative Identität)*. Dabei sind die kognitiven Prozesse stets durch den kulturellen Kontext, in dem wir leben, beeinflusst.

Beispiel

Ist jemand in Kindheit und Jugend beständig Erfahrungen von Ablehnung und Abwertung durch zentrale Bezugspersonen ausgesetzt, wird er immer wieder ein körperlich basiertes Gefühl von Scham, „wertlos und nicht liebenswert zu sein“, erleben und entsprechende emotionale Schemata ausbilden. Diese werden stark gebahnt und leicht aktivierbar sein und gleichzeitig höhere kognitive Prozesse, wie z. B. selektive Aufmerksamkeit, so beeinflussen, dass sich dieser Mensch mit höherer Wahrscheinlichkeit auch in künftigen zwischenmenschlichen Beziehungen immer wieder als wertlos und nicht liebenswert erlebt. Folglich wird er sich selbst als „weniger wertvoll“ und die Welt als ablehnend und Quelle von Beschämung erzählen.

Persönlichkeit als Prozess

Persönlichkeit wird hier nicht als Struktur, sondern als Prozess gesehen. Überdauernde Erlebens- und Verhaltensweisen bzw. Persönlichkeitseigenschaften kommen zustande, weil sich immer wieder ähnliche Selbstorganisationen aus den gleichen Basiskomponenten bilden. Verändern sich Basiskomponenten (wie z. B. Emotionale Schemata) oder die Art der Synthese der Elemente, können sich auch habituelle Erlebens- und Verhaltensweisen verändern. In der Therapie arbeiten wir daher an der *Reorganisation problematischer Selbstorganisationen,* indem neue adaptivere emotionale Schemata zugänglich gemacht werden, die die Basis für neue resilientere Selbstorganisationen bilden. Es ändern sich quasi die Mehrheitsverhältnisse im Parlament, das so zu neuen Sicht- und Handlungsweisen gelangt.

2.2 Klinische Emotionstheorie

Als zentral für die Betrachtung therapeutischer Veränderung im Therapieprozess hat sich die Differenzierung unterschiedlicher Typen emotionalen Erlebens in der Therapiesitzung erwiesen. Die EFT unterscheidet vier Typen emotionalen Erlebens, unabhängig von der Art einer Emotion (z. B. Ärger, Traurigkeit, Angst usw.), nämlich *primär adaptive, primär maladaptive, sekundäre* und *instrumentelle* Emotionen (vgl. Abbildung 2).

Primäre Emotionen. Primäre Emotionen bilden die erste, unmittelbare, „Bauchreaktion“ einer Patientin in einer Situation:

- *Primär-adaptive Emotionen.* Wenn diese emotionale Reaktion unseren Zielen und Bedürfnissen dient, unser Selbst stärkt und uns zu angemessenem Handeln in der Welt organisiert, nennen wir sie primär adaptiv. Beispiele sind Ärger über eine Grenzverletzung (z. B. einen körperlichen Angriff oder Entwertungen), der uns ermöglicht, unsere inneren und äußeren Grenzen zu behaupten oder Traurigkeit über einen Verlust (z. B. eines Menschen, eines Lebensziels, eine Vorstellung von uns selbst), die uns hilft, das Verlorene loszulassen und uns neu zu orientieren. Diese Emotionen gilt es in der Sitzung zu fördern, sodass Patienten durch sie organisiert werden und ihre wertvollen Informationen und Handlungstendenzen nutzen können.

- *Primär maladaptive Emotionen.* Primär maladaptive Emotionen sind ebenfalls unsere erste unmittelbare Reaktion auf eine Situation. Wie oben beschrieben, stellen sie jedoch eher eine Anpassung an vergangene Lernerfahrungen dar und bereiten die Patientin im Hier und Jetzt *nicht* auf adaptives Handeln vor. In der Regel handelt es sich bei diesen Lernerfahrungen um wiederholte *Frustrationen wichtiger bindungs- und identitätsbezogener Bedürfnisse* im Umgang mit primären Bezugspersonen in der Entwicklungsgeschichte (z.B. wenig feinfühlig, vernachlässigend, zurückweisend, invalidierend, abwertend, manipulativ, bedrohlich oder grenzüberschreitend) oder um *traumatische Erfahrungen*. Das dadurch hervorgerufene wiederholte, oft unzureichend regulierte Erleben negativer Emotionen (wie z.B. Scham, Angst, Hilflosigkeit, Einsamkeit) führt zur Ausbildung maladaptiver emotionaler Schemata, d.h. innerer Bereitschaften, auch in zukünftigen Situationen mit diesen Gefühlen zu reagieren. Die emotionale Reaktion war in den Lernsituationen eine adaptive Anpassung an aversive Umstände (z.B. bewegt Angst ein misshandeltes Kind dazu, sich „aus der Schusslinie" zu bringen; Scham organisiert ein gedemütigtes Kind, sich zu „verbessern" oder nichts (Falsches) zu tun, keine Angriffsfläche zu bieten und sozialen Ausschluss zu verhindern usw.). Heute ist die Reaktion maladaptiv geworden. Primär maladaptive Emotionen (in der EFT auch zentraler Schmerz oder *Kernschmerz* genannt) gilt es im Laufe der Therapie zu verändern, zu *transformieren*. **Kernschmerz**

- *Sekundäre Emotionen.* Können aversive, als überflutend erlebte primäre Gefühle nicht ausreichend reguliert und verarbeitet werden, bilden sich sekundäre emotionale Reaktionen aus. Sekundäre Emotionen sind eine Reaktion auf primäre Emotionen und unterbrechen oder verdecken diese. Dadurch verhindern sie funktionales Verhalten im Dienst primärer Bedürfnisse und funktionaler Ziele in einer Situation. Sie sind ein implizit ablaufender, dysfunktionaler Versuch, ein als unerträglich und/oder bedrohlich erlebtes primäres emotionales Erleben (adaptiv oder maladaptiv) zu regulieren. Reagiert eine Patientin beispielsweise auf eine fehlende Kontaktaufnahme einer Freundin mit sekundärem Ärger, wird dieser Ärger ihr als bedrohlich erlebtes primäres Gefühl von z.B. Scham, „nicht wichtig zu sein", überdecken; die Erfüllung der mit dem primären Gefühl verbundenen Bedürfnisse nach Wichtigkeit und Wertschätzung wird so jedoch verhindert, denn nun wird die Freundin vermutlich noch weniger Kontakt wünschen. Sekundäre Emotionen sind immer maladaptiv und schaden in der Regel dem Selbst und Beziehungen. Im Therapieprozess treten sekundäre Emotionen häufig in Form von Symptomen auf (z.B. depressiver Affekt, phobische Angst usw.). Sie wirken wie ein „Deckel“ auf primärem Erleben. Sie verstellen den Zugang zu primären emotionalen Schemata, die so weder genutzt noch transformiert werden können. Sekundäre Emotionen gilt es im Therapieprozess zu „umschiffen“ bzw. auszudifferenzieren, um an darunterliegende primäre Emotionen zu gelangen.

- *Instrumentelle Emotionen.* Instrumentelle Emotionen sind ein erlernter Emotionsausdruck mit dem Ziel, andere zu beeinflussen. Dieser Prozess kann sowohl bewusst als auch unbewusst ablaufen. Typische Beispiele sind der Ausdruck von Traurigkeit, um Mitgefühl zu wecken oder der Ausdruck von Ärger, um den anderen einzuschüchtern. Instrumentelle Emotionen finden sich insbesondere bei Patienten mit Persönlichkeitsstörungen. Grundsätzlich geht es bei instrumentellen Emotionen darum, Bewusstheit über die zugrunde liegenden Motive herzustellen, Verantwortungsübernahme zu fördern sowie einen direkten Ausdruck von Bedürfnissen zu ermuntern.

Merkmale, die helfen, unterschiedliche Emotionstypen in der Sitzung zu erkennen, sind in Kapitel 3 beschrieben.

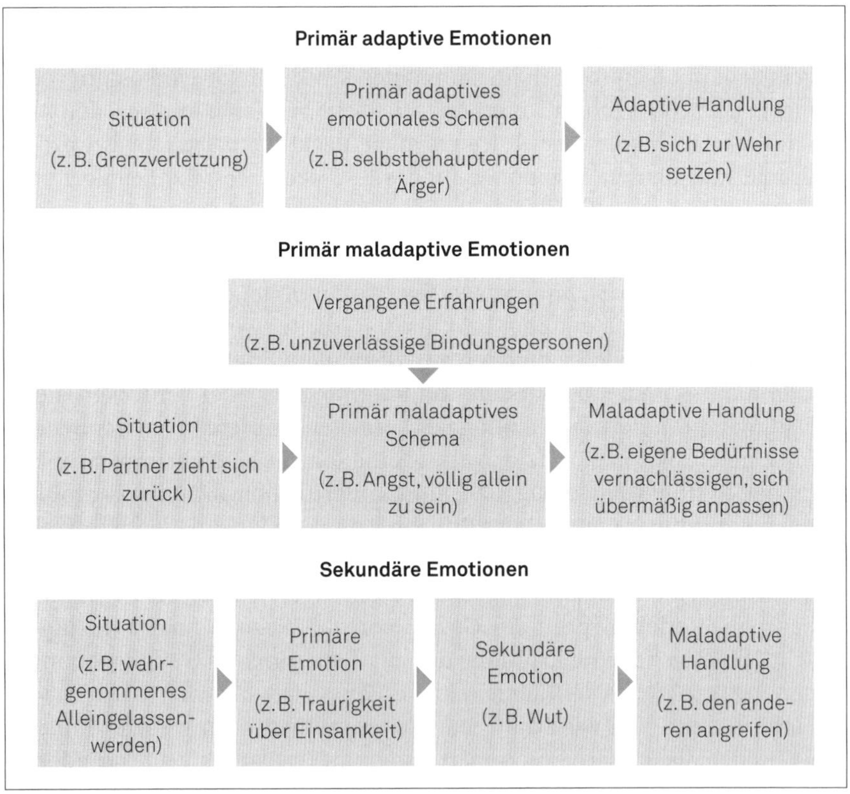

Abbildung 2: Unterschiedliche Emotionstypen (adaptiert nach Elliott et al., 2007)

2.3 Entstehung von Psychopathologie

Die Entstehung von Psychopathologie lässt sich (neben genetischen, neurobiologischen, psychologischen, systemischen, sozialen und kulturellen Prozessen) auf zwei, hier als zentral angenommene Quellen zurückführen: Implizite emotionale Verarbeitungsprozesse und ein dysfunktionaler Umgang mit dem eigenen emotionalen Erleben.

Implizite emotionale Verarbeitungsprozesse

Implizite, emotionale Verarbeitung

Unter *impliziten Verarbeitungsprozessen* verstehen wir schemabasierte, emotionale Selbstregulationsprozesse, die beeinflussen, mit welchen Emotionen Menschen in welcher Intensität reagieren. Hierzu zählen wir primär maladaptive emotionale Schemata und implizite Emotionsregulation. Wie oben beschrieben bilden sich auf Basis unverarbeiteter aversiver, bedürfnisfrustrierender Erfahrungen *maladaptive emotionale Schemata* aus. Diese werden durch Auslösereize, die mit Merkmalen der Ursprungssituationen assoziiert sind (z. B. wahrgenommenes Versagen, Beenden einer Beziehung, wahrgenommene Bedrohung, Überforderung usw.), immer wieder aktiviert und führen so wiederholt zu primär maladaptiven emotionalen Reaktionen (z. B. Scham, Angst, Traurigkeit über Einsamkeit/Verlassensein). Primär maladaptive emotionale Schemata organisieren nicht im Sinne der eigenen Bedürfnisse und des Wohlbefindens zu handeln und stellen dadurch Quellen künftiger Schwierigkeiten dar. Sie sind gewissermaßen „emotionale Achillesfersen", die häufig den Kern psychischer Störungen bilden.

Implizite Emotionsregulation

Eine gesunde *implizite automatische Emotionsregulation,* entwickelt sich aus gelungener dyadischer Emotionsregulation, also aus der Tröstung und Beruhigung der Gefühle eines Kindes durch feinfühlige primäre Bezugspersonen. Kinder, die in Gefühlen wie Angst, Scham, Traurigkeit, Wut usw. adäquat beruhigt und getröstet werden, speichern die Tröstungserfahrung zusammen mit den schmerzhaften Gefühlen in emotionalen Schemata ab. Werden diese Schemata später aktiviert, wird das Kind bzw. der Erwachsene Traurigkeit, Scham, Angst usw. deutlich besser reguliert erleben als jemand, der in seiner Kindheit mit seinen Gefühlen allein gelassen oder für diese abgewertet wurde. Letzterer wird Angst, Traurigkeit, Einsamkeit usw. als viel intensiver, bedrohlicher oder gar als überflutend erfahren. Durch ihre Intensität organisieren diese Emotionen nicht mehr zu adaptivem Handeln zur Befriedigung wichtiger Bedürfnisse, selbst wenn die emotionale Reaktion an sich adaptiv gewesen wäre. Sie werden maladaptiv.

Umgang mit dem eigenen emotionalen Erleben

Umgang mit Emotionen

Neben diesen impliziten Verarbeitungsprozessen spielt der *Umgang mit dem eigenen emotionalen Erleben* eine zentrale Rolle in der Genese von Psychopathologie. Ein funktionaler Umgang mit dem eigenen Erleben beinhaltet, dass ich meine Gefühle *wahrnehmen* und von rein körperlichen Empfindungen (z. B. Sodbrennen) unterscheiden kann; dass ich meine *Aufmerksamkeit* auf sie lenken kann, sie *aushalten* und akzeptieren kann, als das, was sie sind; dass ich sie in Worten symbolisieren und gegebenenfalls auch *ausdrücken* kann (z. B. Ärger ausdrücken statt runterschlucken); dass ich sie funktional *regulieren* kann, wenn sie zu intensiv werden; dass ich über sie *nach*denken und sie zur Lösung von Problemen in der Welt *nutzen* kann; dass ich *unterscheiden* kann, welche Emotionen mehr mit schmerzhaften Erfahrungen der Vergangenheit zu tun haben und welche mich verlässlich über die Situation in der Welt und meine Bedürfnisse informieren. Sind ein oder mehrere dieser Prozesse gestört (z. B. kann eine Person ihre Gefühle nicht als solche wahrnehmen oder in Worte fassen), so bildet dies einen Nährboden für die Entstehung von Psychopathologien.

Ein dysfunktionaler Umgang mit dem Erleben entsteht in den gleichen aversiven Umgebungsbedingungen, in denen sich auch eine defizitäre implizite Regulation und maladaptive emotionale Schemata ausbilden. Gleichzeitig bedingen maladaptive emotionale Schemata und eine defizitäre implizite Regulation einen dysfunktionalen Umgang mit dem eigenen Erleben.

Beispiel

Ein Kind wächst mit emotional abwesenden, vernachlässigenden, oft abwertenden und immer wieder als bedrohlich erlebten Eltern auf. Dieses Kind erhält zum einen wenig Unterstützung in der Wahrnehmung, dem Benennen und der Regulation von Emotionen und wird hier vermutlich Defizite ausbilden (siehe oben); auch erlebt es immer wieder intensive Scham und Angst, wird sich häufig emotional überflutet fühlen, bei gleichzeitig defizitärer dyadischer Regulation dieser Gefühle durch die Eltern. Entsprechend entwickeln sich basierend auf diesen Erfahrungen leicht auslösbare (später maladaptive) emotionale Schemata. Die Gefühle können nicht funktional verarbeitet werden, sie werden als bedrohlich erlebt. Auch wird das Kind Bedürfnisse, z. B. nach Geborgenheit/Wärme oder auch Anerkennung/Wertschätzung, an sich als bedrohlich erleben. Denn die Erfahrung hat gezeigt, dass diese in der Regel frustriert werden, was aversive Emotionen (z. B. Scham, Angst) nach sich zieht. Um diese aversiven Gefühle vermeiden zu können, entwickelt das Kind implizite und explizite *Schutzstrategien:* Es wird z. B. lernen, verletzliche Gefühle und Situationen, in denen diese ausgelöst werden, zu vermeiden und evtl. beginnen, seine Emotionalität insgesamt „abzuschalten". Es könnte lernen, viel zu leisten, eigene Bedürfnisse zu ignorieren, sich selbst anzutreiben und zu kritisieren.

Allgemein gesprochen werden maladaptive emotionale Zustände häufig als so aversiv und überflutend erlebt, dass sich bereits in den Ursprungssituationen oder später im Leben oft *Schutzstrategien* (oder Vermeidungsmechanismen und dysfunktionale Regulationsversuche) herausbilden, die mit einem dysfunktionalen Umgang mit dem eigenen Erleben einhergehen, z. B. **Schutzstrategien**

- sich abschalten (Schutz vor jeglicher Emotionalität),
- sich „wegwischen" bzw. invalidieren (Schutz vor zu hoher Intensität von Emotionen),
- sich abwerten bzw. kritisieren bevor es jemand anderes tut (Schutz vor tiefgreifender Scham),
- sich in Sorgenkreisen gefangen halten bzw. Ruminieren (Schutz vor existenzieller Angst),
- sich vor sozialen Situationen Angst machen (Schutz vor Beschämung) usw.

All diese Strategien stellen Vulnerabilitäten für die Ausbildung und Aufrechterhaltung von Symptomen dar. In der Regel wirken in der Symptombildung implizite Verarbeitungsprozesse und ein dysfunktionaler Umgang mit dem eigenen Erleben zusammen. Werden durch bestimmte Auslösereize (z. B. Misserfolg und Überforderung in Beruf und Familie, das Ende einer Beziehung) überflutende schemabasierte primär maladaptive Emotionen aktiviert, ist die Person mit deren Verarbeitung überfordert und wird Schwierigkeiten haben, diese bewusst wahrzunehmen, auszuhalten, in Worten zu symbolisieren, zu reflektieren, zu regulieren und einzuordnen. Aus dem Zusammenspiel mit dysfunktionalen Schutzstrategien (siehe oben) entstehen Symptome, die sich auf emotionaler Ebene in Form sekundärer Gefühle (z. B. bei Depression: depressive Hoffnungslosigkeit und Niedergeschlagenheit; bei Generalisierter Angststörung: exzessive Sorgen usw.) und auf Verhaltensebene in Form von dysfunktionalen Regulationsversuchen wie sozialem Rückzug, Grübeln, Zwängen, Suchtverhalten oder Selbstverletzung äußern. **Symptombildung**

Merke

In der Therapie konzentriert sich die EFT nicht auf die Behandlung von Symptomen eines Störungsbildes, sondern auf diejenigen emotionalen Prozesse, die bei einer bestimmten Person zur Entstehung und Aufrechterhaltung der Symptomatik beitragen.

2.4 Prinzipien emotionaler Veränderung

Basierend auf den oben dargestellten theoretischen Überlegungen beschreiben Greenberg und Goldman (2019) die in Tabelle 1 aufgelisteten Prinzipien als *Wegweiser* für therapeutische Interventionen.

Tabelle 1: Prinzipien emotionaler Veränderung (nach Greenberg & Goldman, 2019)

Emotionale Utilisation	• Bewusstheit/Wahrnehmung • Ausdruck/Symbolisierung • Reflexion
Emotionsregulation	• Explizite Regulation • Implizite Regulation
Emotionale Transformation	• Emotionen mit Emotionen verändern • Korrigierende emotionale Erfahrung

2.4.1 Emotionale Verarbeitung

Emotionale Verarbeitung fördern

Das Konstrukt der emotionalen Verarbeitung wird zunehmend über Therapieschulen und Störungsbilder hinweg als ein gemeinsamer Wirkmechanismus im Prozess therapeutischer Veränderung gesehen (Foa & Kozak, 1986; Greenberg & Safran, 1987; Lane, Ryan, Nadel, & Greenberg, 2015; Subic-Wrana et al., 2016). Es beschreibt, wie Menschen in der Therapie Emotionen erleben und ausdrücken sollten, um zur Reduktion von Symptomen beizutragen und positive Veränderung zu bahnen.

In der Emotionsfokussierten Therapie arbeiten Therapeuten beständig auf eine *Verbesserung der emotionalen Verarbeitung* ihrer Patienten hin. Dabei fördern Sie:

1. *Bewusstheit/Wahrnehmung.* Wahrnehmung bedeutet hier das bewusste Fühlen und sprachliche Symbolisieren der eigenen primären Gefühle. Dies beinhaltet Gefühle zuzulassen, auszuhalten, sie körperlich zu erleben und sie als wichtige Quelle von Informationen und Handlungsimpulsen zu akzeptieren. Das Wahrnehmen und Symbolisieren emotionaler Reaktionen ist der erste Schritt in Richtung Problemlösung. Es wirkt inhärent regulierend (Lieberman et al., 2007) und hilft zu bestimmen, um was es geht. Dies beinhaltet auch unterscheiden zu können, ob eine emotionale Reaktion adaptiv oder maladaptiv ist.
2. *Ausdruck* von emotionalem Erleben. Gemeint ist hier in Worten oder Handlungen vorher zurückgehaltene oder vermiedene primäre Emotionen auszudrücken. Dabei geht es nicht um kathartisches Abreagieren, sondern um die Überwindung der Vermeidung primärer Emotionen. Auf diese Weise können maladaptive Emotionen transformiert werden und adaptive Emotionen Patienten zu funktionalem Verhalten organisieren.
3. *Reflexion.* Bei der Reflexion emotionalen Erlebens geht es um die Integration von affektiven und kognitiven Prozessen. Implizite emotional basierte Bedeutungen sollen, explizit gemacht und in Worte gefasst werden sowie kohärente Erzählungen ausgebildet werden, die das eigene emotionale Erleben einordnen und erklären. Auf diese Weise erlangen Menschen zum

einen Wissen darüber, was ihnen Erlebnisse bedeuten und wer sie sind, und können zum anderen Situationen auf neue Weise einordnen und zu neuen Sichtweisen ihrer selbst, anderer und der Welt gelangen.

4. *Regulation.* Um optimal verarbeitet werden zu können, darf eine Emotion weder über- noch unterreguliert sein, es muss ein hinreichende Arbeitsdistanz bestehen. Im therapeutischen Handeln geht es hierbei einerseits um die Verbesserung *expliziter, willkürlicher Emotionsregulation* beispielsweise durch ein Fertigkeitentraining. Dies wird vor allem dann bedeutsam, wenn Patienten Fertigkeiten in der unmittelbaren Regulation von überflutenden Emotionen fehlen, wie es beispielsweise bei Persönlichkeitsstörungen oder Traumafolgestörungen häufig vorkommt. Eine besondere Rolle wird in der EFT jedoch der Verbesserung der *impliziten, automatischen* Regulation (z. B. Campos, Frankel & Camras, 2004) emotionalen Erlebens zugewiesen. Diese wird durch alle anderen bisher genannten Prinzipien sowie durch die Sicherheit gebende, empathische, validierende und beruhigende Therapiebeziehung gefördert. Die Patientin verinnerlicht über die Zeit hinweg die interpersonelle Regulation durch die Therapeutin und baut eigene, automatisierte Fertigkeiten der Selbstberuhigung auf. Die automatische Regulationsfähigkeit der Patientin verbessert sich, weil sie schmerzhafte, zuvor vermiedene Gefühle im Kontext einer empathischen Beziehung auf neue Weise erlebt.

2.4.2 Emotionale Transformation

Emotionale Transformation

Zu den Prinzipien emotionaler Transformation zählen folgende Punkte:

1. *Emotionen mit Emotionen verändern.* Die EFT postuliert die Veränderung von Emotionen durch Emotionen. Dabei sollen maladaptive emotionale Reaktionen durch die gleichzeitige Aktivierung von adaptiveren Reaktionen verändert werden. Nachhaltige Veränderung vollzieht sich, wenn neue emotionale Reaktionen auf alte Situationen generiert werden und die neue Erfahrung im Gedächtnis mit abgespeichert wird. Auf diese Weise wird die alte Erfahrung quasi überschrieben. Wird ein primär maladaptives emotionales Schema aktiviert (z. B. Scham, wertlos zu sein) und kann in Reaktion auf die gleiche Situation (z. B. Abwertung) eine primär adaptive Emotion aktiviert werden (z. B. Wut), dann verbinden sich diese beiden Reaktionen zu einer neuen emotionalen Reaktion (z. B. Selbstbehauptung und Stolz). Wird das rückzugsorientierte psychomotorische Programm der Scham in Kontakt mit annäherungsorientierender Wut gebracht, so wird die vorherrschende Selbstorganisation aufgehoben und eine neue Selbstorganisation entsteht (z. B. Davidson, 2000). Diese neue Erfahrung wird abgespeichert (siehe auch Lane et al., 2015, zu memory reconsolidation) und verändert dauerhaft das Erleben der Patientin. Primär adaptive Reaktionen können zugänglich gemacht werden, weil sie beispielsweise in der ursprünglichen

Situation bereits im Hintergrund vorhanden sind, aber nicht wahrgenommen werden. Sind keine alternativen Reaktionen vorhanden, werden adaptive emotionale Reaktionen generiert, indem die *adaptiven Bedürfnisse* in den maladaptiven emotionalen Reaktionen mobilisiert werden (z.B. das Bedürfnis nach Wertschätzung in Scham, nach Schutz und Verlässlichkeit in Angst).

2. Eine wichtige Quelle von Veränderung in der EFT ist die *korrigierende interpersonelle Erfahrung.* Die Patientin erlebt schmerzhafte, oft tabuisierte Emotionen in einer validierenden, empathischen regulierenden therapeutischen Umgebung auf eine neue Weise. So beginnt sich auch die Patientin neu zu erleben.

2.5 Der Prozess therapeutischer Veränderung

Therapeutische Veränderung (Greenberg & Paivio, 1997) vollzieht sich in der EFT typischerweise in einer Sequenz von *sekundären symptomatischen Emotionen* von beispielsweise symptomatischer Angst/Panik, Hoffnungslosigkeit, Resignation usw. (z.B. „Alles ist sinnlos und hoffnungslos") zu darunter liegenden *zentralen schmerzhaften primär maladaptiven Emotionen* (Kernschmerz) von beispielsweise Angst „schutzlos und ausgeliefert" zu sein, Traurigkeit über Einsamkeit/Verlassensein oder Scham „ungenügend und wertlos" zu sein (vgl. Abbildung 3). Metaphorisch gesprochen berühren Patienten den Grund eines Sees,

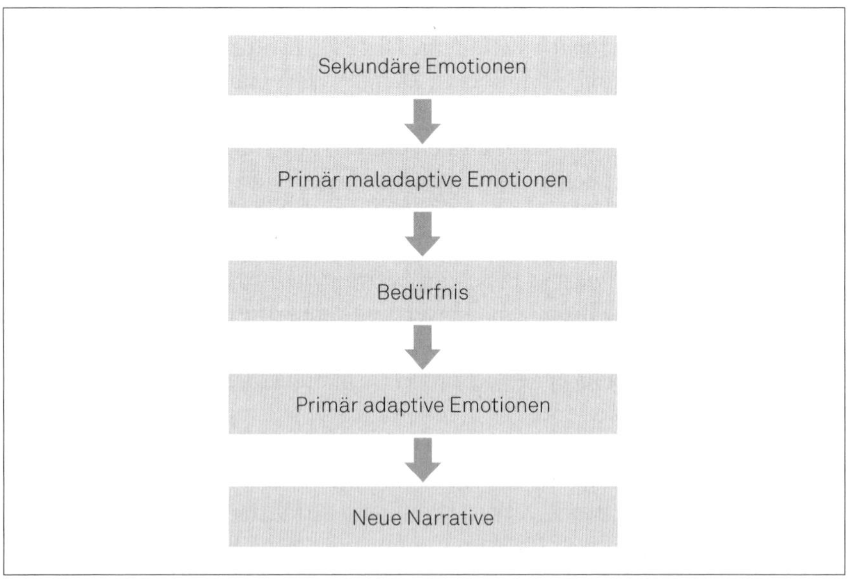

Abbildung 3: Der Veränderungsprozess in der EFT

und hier gilt es zunächst einmal anzukommen, um diesen Ort wieder verlassen zu können. Patienten müssen validiert werden, um dieses Erleben erlauben und akzeptieren zu können und es so der Verarbeitung und Veränderung zugänglich zu machen. Das Zugänglichmachen primär maladaptiven Erlebens markiert einen zentralen Punkt im therapeutischen Veränderungsprozess.

Dieses primär maladaptive Erleben ist verbunden mit *adaptiven Bedürfnissen* (bindungsbezogen nach Schutz, Unterstützung, Verbindung usw.; identitätsbezogen nach Wertschätzung, Anerkennung, Selbstwirksamkeit usw.), die in der Vergangenheit verletzt oder frustriert wurden. Über die sprachliche Symbolisierung von Bedürfnissen, ihren Ausdruck und deren Validierung durch die Therapeutin entsteht ein Gefühl der *Berechtigung* (z. B. „Ich verdiene Wertschätzung, das Gefühl okay zu sein") diese erfüllt zu bekommen. Hieraus wiederum erwachsen *primär adaptive Emotionen* als neue Reaktion auf die gleiche bedürfnisfrustrierende Situation. Selbstbehauptender Ärger (z. B. „Du hast kein Recht mich so nieder zu machen."), Traurigkeit/Trauer um Verlorenes, Mitgefühl oder Stolz beispielsweise werden mobilisiert. Die Patientin wird emotional flexibler.

Emotionale Flexibilität

Transformation statt Modifikation

Diese primär adaptiven Emotionen bilden die Basis für *neue, resilientere Selbstorganisationen* (z. B. im Sinne von „Ich bin gut genug, so wie ich bin") und selbststärkende Narrative. Es geht also nicht um die Modifikation von Kognitionen und Verhalten, sondern um *emotionale Transformation,* als Grundlage für adaptiveres Verhalten und resilientere Narrative.

Die beschriebene Abfolge emotional basierter Prozesse lässt sich in erfolgreichen Therapien sowohl innerhalb einzelner Stunden als auch über die Therapie hinweg beobachten. Hierbei handelt es sich nicht um eine lineare Abfolge, sondern eher um einen Prozess nach dem Prinzip „zwei Schritte vor, ein Schritt zurück". Mittlerweile liegen mehrere Studien vor, die die einzelnen Veränderungsschritte empirisch untermauern (Greenberg & Paivio, 1997; Herrmann et al., 2016; Pascual-Leone, 2009, 2018): Sie konnten zeigen, dass in erfolgreichen Therapien sekundäre, symptomatische Emotionen (wie z. B. Hoffnungslosigkeit, Resignation, hilflose, anklagende Wut) über die Therapie hinweg abnehmen, während primär adaptive Emotionen (wie abgrenzender Ärger, Trauer, Stolz) zunehmen. Gleichzeitig sagten ein moderates Maß (nicht zu viel und nicht zu wenig) an primär maladaptiven Emotionen sowie die Häufigkeit des Wechsels von primär maladaptiven zu primär adaptiven Emotionen (z. B. von Scham zu abgrenzendem Ärger), also eine Zunahme der emotionalen Flexibilität, ein positives Therapieergebnis vorher. Interessanterweise wirkten sich eine Abnahme sekundärer Emotionen und eine Zunahme emotionaler Flexibilität nur in dem Maße positiv auf das Therapieergebnis aus, in dem primär adaptive Emotionen zunahmen. Die Bedeutung primär adaptiver Emotionen im Veränderungsprozess unterstreichen auch die Ergebnisse von Kramer et al. (2016) bei Patienten mit

Emotionen im Veränderungsprozess

einer emotional-instabilen Persönlichkeitsstörung. Sie fanden, dass der Effekt von Skills-Training in der Dialektisch-Behavioralen Therapie (DBT) von Borderline-Patienten auf die Symptomreduktion von einem Anstieg in primär adaptivem Ärger mediiert wurde. Kein Effekt fand sich für eine Abnahme von sekundärem Ärger. In der Untersuchung produktiver Veränderungssequenzen konnte Pascual-Leone (2009) einen Verlauf entsprechend des oben beschrieben Modells emotionaler Transformation in erfolgreichen Therapien empirisch belegen. Es zeigte sich weiterhin, dass dieses Modell emotionaler Transformation über verschiedene Therapieschulen und Störungen hinweg Gültigkeit zu haben scheint (Pascual-Leone, 2018).

Der Blick auf diese einzelnen Ebenen und Variablen von Augenblick zu Augenblick ist die Grundlage der jeweils nächsten Intervention der Therapeutin. Es wird somit klar, dass Interventionsentscheidungen in der EFT nicht primär auf störungsspezifischen diagnostischen Einschätzungen beruhen, sondern in erster Linie auf der *Diagnostik emotionaler Verarbeitungsschwierigkeiten* von einem Moment zum nächsten.

3 Diagnostik und Indikation

Transdiagnostisches Verfahren

In den letzten Jahren ist eine Zunahme störungsübergreifender therapeutischer Behandlungsansätze zu beobachten (z. B. Barlow et al., 2018; Hofmann & Hayes, 2019). Die ausschließlich syndromfokussierte protokollbasierte Behandlung psychischer Störungen scheint nicht mehr als einziger goldener Weg gesehen zu werden. Die EFT ist ein *transdiagnostisches Verfahren, das schulenübergreifend empirisch basierte Strategien zur Behandlung emotionaler Verarbeitungsschwierigkeiten* anbietet.

Indikationen, Kontraindikationen

Bislang findet die EFT vor allem bei der Behandlung von Depressionen, Traumafolgestörungen, Essstörungen, Generalisierter Angststörung und Sozialer Phobie Anwendung. Kontraindikationen für die emotionsfokussierte Arbeit sind beim Vorliegen folgender klinischer Phänomene zu sehen:

- akutes psychotisches Erleben,
- Impulskontrollstörungen,
- geringes psychosoziales Funktionsniveau,
- antisoziale Persönlichkeitszüge,
- akuter Substanzmissbrauch,
- akute Suizidalität,
- ausgeprägte Kompetenzdefizite,
- ablehnende Haltung der Patientin gegenüber emotionsfokussierter Arbeit.

Bei Patienten mit einem ausgeprägten dysfunktionalen Umgang mit schmerzhaftem emotionalem Erleben, wie z. B. selbstverletzendem oder fremdschädigendem Verhalten, sollte der Fokus zunächst auf eine *Verbesserung der Emotionsregulation* gelegt werden. Erst dann ist im Sinne eines „Second stage"-Verfahrens emotional aktivierende Arbeit indiziert.

Prozessdiagnostik emotionaler Verarbeitungsschwierigkeiten

Da es sich bei der EFT um ein prozessorientiertes Verfahren handelt, spielt *Prozessdiagnostik* eine zentrale Rolle bei therapeutischen Entscheidungen. Therapeuten beurteilen den Prozess von einem Moment zum nächsten und passen ihre nächste therapeutische Reaktion dieser Beurteilung an. Prozessorientierte Psychotherapeuten der ersten Stunde folgten dem Prozess, standen jedoch vor der Frage: „Welchem verdammten Prozess?!". Und so begann man aus der Vielzahl möglicher Stränge in einem komplexen Therapieprozess diejenigen herauszufiltern, die es wert waren, verfolgt zu werden, weil sie einen positiven Therapieausgang begünstigten. 40 Jahre Prozessforschung später wissen wir einiges mehr über die unterschiedlichen Faktoren und einzelnen Schritte eines gelingenden emotionalen Verarbeitungsprozesses und können differenzierter zentrale Elemente beschreiben, die Beurteilungen ermöglichen und Prozessentscheidungen erleichtern. Sie leiten sich aus theoretischen Überlegungen ab, und ihre jeweilige Bedeutung im Therapieprozess konnte empirisch untermauert werden (für einen Überblick siehe Greenberg, 2011).

Folgende Fragen sollte eine EFT-Therapeutin stets im Blick haben:

- Wie steht es um die therapeutische Beziehung?
- Ist die Patientin emotional aktiviert?
- Ist das emotionale Erleben sekundär, primär maladaptiv, primär adaptiv oder instrumentell?
- Wird die Emotion auf eine Art und Weise erlebt, die zu Veränderung führt?
- Gibt es Hinweise auf spezifische emotionale Verarbeitungsprobleme (Aufgabenmarker)?

Mikromarker

Hinweise zur Beantwortung dieser Fragen, die wir *Mikromarker* nennen, finden sich im verbalen, nonverbalen und paraverbalen Verhalten einer Patientin. Um Mikromarker wahrnehmen und als Information verwenden zu können, muss die Therapeutin entsprechende Wahrnehmungsfertigkeiten schulen. Mit der Zeit werden diese automatisiert und fester Bestandteil ihrer empathischen Einstimmung.

3.1 Qualität der therapeutischen Beziehung

Die Qualität der therapeutischen Beziehung bildet die Basis für therapeutische Veränderung und ist eine notwendige Bedingung erfolgreicher Arbeit (vgl. Flückiger, Horvath, Del Re, Symonds & Holzer, 2015). Die wichtigste Frage, die ich mir als Therapeutin stellen muss: Ist die therapeutische Arbeitsbeziehung so beschaffen, dass es der Patientin möglich ist, sich ihrem schmerzhaftesten und schambesetztesten Erleben zuzuwenden und sich darin zu öffnen? Von Beginn an schaffen Therapeuten eine emotionsfreundliche, sichere therapeutische Umgebung, damit Angst- und Schamerleben in der Patientin überwunden werden können. Sind Patienten im Zugang zu ihrem Erleben sehr blockiert oder lassen sich nur widerwillig oder zögerlich auf die therapeutische Arbeit ein, so gilt es zu prüfen, ob Schwierigkeiten in der therapeutischen Beziehung bestehen. Diese können, neben anderen Quellen, beispielsweise auch daher rühren, dass ein Einverständnis über Ziele und Methoden der therapeutischen Arbeit fehlt. Schwierigkeiten müssen ausgeräumt werden, bevor mit der emotional aktivierenden Arbeit begonnen werden kann.

3.2 Aktivierung

Nur aktivierte emotionale Schemata können genutzt oder verändert werden. Entsprechend helfen Therapeuten, relevante Schemata zu aktivieren oder deren Aktivierung hinreichend lange aufrechtzuerhalten. Sie zeigt sich in dem, *was* eine Patientin sagt, aber vor allem darin, *wie* sie etwas sagt; in Mimik und Gestik, in Ausdrucks- und Handlungstendenzen (z. B. Faust ballen, Seufzer, Tränen) und in der *Stimmqualität*. Die Stimmqualität kann beispielsweise *emotional* sein, d.h. Ärger, Angst, Schmerz, Trauer, Tränen usw. werden in der Stimme hörbar (Rice & Kerr, 1986). Aktivierung muss aber nicht notwendigerweise „laut" sein. Auch eine Patientin, die mit einer *fokussierten* Stimme (langsames, unregelmäßiges Sprechtempo, unrhythmische Satzmelodie, nach innen gerichtete Energie) von ihrem inneren Erleben berichtet, deren Auge quasi nach innen gekehrt sind oder wie in sich versunken scheint, ist in der Regel emotional aktiviert.

Zeichen für Aktivierung emotionaler Schemata

Aufgabe der Therapeutin ist es, der Patientin zu ermöglichen, nicht nur über, sondern *von* ihrem emotionalen Erleben zu sprechen. Eine hilfreiche Frage kann dabei sein:

> „Was passiert *in* Ihnen, *während* Sie davon sprechen?"

Drei Schritte in der Förderung emotionalen Erlebens

Wie kann ich emotionale Aktivierung grundsätzlich fördern? Als EFT-Therapeutin werde ich zunächst versuchen, in der empathischen Exploration durch *empathische Einstimmung* Erleben zu aktivieren. Gelingt dies nicht, so lege ich im nächsten Schritt den *Fokus auf das körperlich basierte Erleben*. Ist auch dies nicht ausreichend, um Patienten zu aktivieren bzw. in der Aktivierung zu halten, kann ich mit *Imaginationen* arbeiten oder *Stuhl-Arbeit* einsetzen. (Mehr dazu in den nächsten Kapiteln und in Auszra, Herrmann & Greenberg, 2017)

3.3 Emotionstyp

Wie oben beschrieben, ist es jedoch nicht hilfreich, mit jeglichem aktivierten emotionalen Erleben auf die gleiche Weise zu arbeiten. Sekundäres und instrumentelles Erleben gilt es zu umschiffen und in Richtung primäres Erleben hin zu vertiefen. Wir folgen also der Spur *primären Erlebens* wie einem roten Faden, der sich durch die Erzählung der Patientin zieht. Um primäre Emotionen als Kompass nutzen zu können, muss die Therapeutin in der Lage sein, verschiedene Emotionstypen zu differenzieren (vgl. auch Kapitel 2.2).

3.3.1 Merkmale sekundärer Emotionen

Häufig bilden sekundäre Emotionen den Kern des *Symptoms*, mit dem die Patienten in die Therapie kommen (z. B. die Hoffnungslosigkeit oder Resignation der Depression, die symptomatische Angst bei Angststörungen). Insgesamt ist es hilfreich, sich sekundäre Emotionen wie einen *Deckel* vorzustellen, der primäres Erleben, sei es adaptiv oder maladaptiv, verdeckt. Verschiedene Indikatoren helfen uns, sekundäres von primärem Erleben zu unterscheiden:

- Oft *passen* sekundäre Gefühle *nicht* zur Situation bzw. impliziten Bewertung der Situation, z. B. wenn jemand auf eine empfundene Bedrohung mit Ärger oder auf eine Grenzverletzung mit Hoffnungslosigkeit reagiert. **Fehlende Passung**
- Häufig *vermischen* sich bei sekundären emotionalen Prozessen zwei Emotionen so, dass keine für sich die Patientin wirklich informiert und organisiert. Für die Therapeutin wirkt es so, als würden bei einem Musikstück zwei Melodien gleichzeitig gespielt. Mischen sich Traurigkeit oder Schmerz mit Wut, erhält der Ausdruck eine „jammernde" oder „klagende" Qualität. Mischen sich primäre Gefühle mit Hoffnungslosigkeit, mutet der Ausdruck resigniert oder sarkastisch an. **Vermischung von Gefühlen**
- Oft bleibt für die Therapeutin unklar, worum es geht, insbesondere, wenn der emotionale Prozess *global* (z. B. „alles ist schlecht, grau") und *diffus* (z. B. unbestimmte Angst, undifferenzierte Wut) ist. **Global, diffus**
- Es kommt häufig vor, dass primäres Erleben von sekundären Emotionen unterbrochen wird, z. B. wenn primärer Ärger, Angst oder Traurigkeit von Hoffnungslosigkeit und Resignation unterbrochen werden. **Unterbrechen von Gefühlen**
- Auch Metaemotionen, Gefühle über Gefühle (z. B. Schuldgefühle für Ärger), nennen wir sekundär. **Metaemotionen**

Wie unterscheide ich als Therapeutin sekundären und primär adaptiven Ärger?

- *Sekundärer Ärger* hat den Fokus auf dem anderen und beinhaltet häufig eine Sammlung an Anschuldigungen. Sekundärer Ärger hat eine Qualität von „mit dem Rücken zu Wand stehen", sich unterlegen oder wehrlos fühlen und „um sich schlagen". Oft ist unklar, wofür gekämpft wird. Sekundärer Ärger stärkt das Selbst nicht und lässt die Patientin hilflos zurück. Er wirkt destruktiv auf Beziehungen und wird stärker, wenn er ausgedrückt wird.
- *Primär adaptiver Ärger* kommt im Gegensatz dazu aus einer Haltung von „Ich bin okay. Das sind meine Grenzen, und die dürfen nicht verletzt werden. Ich habe ein Recht auf Respekt". Es wird klar erkennbar, wofür man streitet (z.B. bestimmte Werte, wichtige Bedürfnisse). Primär adaptiver Ärger stärkt das Selbst, er ist abgrenzend, nicht destruktiv. Er erhält Beziehungen und vergeht, wenn er ausgedrückt werden kann.

Aufgabe im Therapieprozess ist es, der Patientin zu helfen, diesen „sekundären Deckel" zu lüften und mit dem darunter liegenden primäreren Erleben in Berührung zu kommen. Dominieren jedoch zu Beginn der Therapie belastende sekundäre, symptomatische emotionale Prozesse, wie phobische Angst, Panik, depressiver Affekt mit somatischem Syndrom usw., ist es wichtig, Patienten „abzuholen" wo sie sind. So ist es beispielsweise wenig hilfreich, mit einer agoraphobischen Patientin, die unter regelmäßigen Panikattacken und deutlichen Einschränkungen durch Vermeidungsverhalten leidet und ihre Ängste möglichst schnell loswerden möchte, an schmerzhaften Kernemotionen zu arbeiten. Nach erfolgreicher Expositionsarbeit und Symptomreduktion kann im zweiten Schritt an zugrunde liegenden emotionalen Prozessen gearbeitet werden.

3.3.2 Merkmale primär adaptiver Emotionen

Primär adaptive Gefühle treten im Moment in Reaktion auf sich verändernde Umstände auf. Sie gehen, wenn sie erlaubt und ausgedrückt werden. Sie haben eine frische, neue Qualität, und bringen unmittelbar Erleichterung und/oder Veränderung. Als Therapeutin hat man den Eindruck, die Patientin kommt an einem wichtigen Platz in sich selbst an. Adaptive Emotionen fühlen sich vollständig, tief und irgendwie „gut" an, auch für die Therapeutin. Sie haben eine vitalisierende Konnotation, selbst wenn sie schmerzhaft sind. Sie stärken das Selbst der Patientin, Beziehungen und bringen sie mit ihren wichtigsten Bedürfnissen in Berührung. Diese Emotionen gilt es zu fördern und zu nutzen (Utilisieren).

3.3.3 Merkmale primär maladaptiver Emotionen

Primär maladaptive Gefühle sind oft schwierig, tief und belastend; in der Therapeutin hinterlassen sie ein Gefühl von Intensität. Gerade wenn die Patientin zum ersten Mal mit maladaptiven Emotionen in Berührung kommt, fühlt es sich wie ein „Ankommen“ an; die Therapeutin hat ein Gefühl von: „Jetzt sind wir an einem wichtigen Platz, am Kern, an dem, worum es eigentlich geht.“ Im Erleben der Patientin sind primär maladaptive Emotionen alte, vertraute Gefühle, die sich jedes Mal so schlecht anfühlen wie beim letzten Mal. Durch ihre häufige Aktivierung werden sie Teil der eigenen Identität, oft im Sinne von: „Ich bin schlecht.“, „Ich bin schwach.“ oder „Ich bin allein/unverbunden.“ Da sie so schmerzhaft sind und als „überflutend“ erlebt werden, versuchen Patienten diese Gefühle und häufig auch die damit verbundenen frustrierten Bedürfnisse (nach z.B. Wertschätzung, Verbindung, Liebe usw.) zu vermeiden. Nicht selten sind es die Folgen der Vermeidung maladaptiver Gefühle, welche die Patienten in die Therapie führen, da diese zu Symptombildung führt. Primär maladaptive Emotionen schaden dem Selbst und Beziehungen.

Kernschmerz, Teil der Identität

Patienten finden oft eindrückliche metaphorische Beschreibungen für diese Gefühle, die der Verletzung zentraler Bedürfnisse entspringen:

Beispiele

- „Ich fühle mich als wäre ich den Sauerstoff nicht wert, den ich atme.“ (Scham)
- „Das ist wie ein Raum tief in mir drin, den kenne nur ich. Und hier weiß ich, dass ich in Wahrheit schlecht und schädlich bin.“ (Scham)
- „Ich fühle mich wie ein kleiner Junge, der allein auf dem Bahnhof vergessen wird.“ (Angst)
- „Ich fühle mich wie im Dschungel, ohne Essen und Trinken, und es ist gefährlich.“ (Angst)
- „Ich fühle mich wie in einer Glaskapsel im Weltraum, und ich kann die anderen sehen, wie sie leben, aber das ist nicht für mich.“ (Einsamkeit/Isolation)
- „Als wäre eine unsichtbare Mauer um mich herum, durch die nichts durchdringt.“ (Einsamkeit/Isolation)

Primär maladaptive Emotionen bilden den zentralen Fokus der therapeutischen Veränderungsbemühungen in der EFT. Nur sehr selten sind diese Emotionen zu Beginn der Therapie zugänglich, weshalb wir sie zunächst zugänglich machen müssen. Dabei achten wir in der Erzählung der Patientin darauf, was am eindringlichsten und am schmerzhaftesten ist. Wir folgen in der empathischen Exploration dem, was man einen *Schmerzkompass* nennen könnte. Er führt uns zum Kernschmerz (primär maladaptives Gefühl oder Gefühle) und den zugehörigen frustrierten Bedürfnissen.

Schmerzkompass

Obgleich jede Emotion grundsätzlich auch primär maladaptiv sein kann, treten folgende primär maladaptive Emotionen besonders häufig auf:

- *Angst* zu schwach, ungeschützt, ausgeliefert oder unverbunden zu sein, basierend auf Erfahrungen von beispielsweise Schutzlosigkeit, Vernachlässigung, Verlust zentraler Bezugspersonen, massiver Grenzüberschreitung und/oder mangelnder Unterstützung in der Regulation aversiver Emotionen.
- *Scham* nicht gut genug, schlecht, defekt, nicht wichtig, nicht liebenswert usw. zu sein, basierend auf Erfahrungen von z.B. Abwertung, Invalidierung, mangelnder Wichtigkeit, ausbleibenden Selbstwirksamkeitserfahrungen und sozialem Ausschluss.
- *Traurigkeit über Einsamkeit/Verlassensein,* basierend auf Erfahrungen von z.B. Vernachlässigung, Verlassenwerden und/oder Verlust von zentralen Bezugspersonen, Isolation.
- *Habituelle Wut* basierend auf Erfahrungen von z.B. feindseligen, grenzüberschreitenden oder autonomieeinschränkenden Bezugspersonen.

Sind primär adaptive Emotionen einmal zugänglich gemacht und verarbeitet worden, achten Therapeuten sehr genau auf Zeichen aufkommenden adaptiveren Erlebens im verbalen und non-verbalen Ausdruck der Patienten (Anzeichen von adaptiver Traurigkeit, adaptiver Abgrenzung, Ekel usw.), und unterstützen dieses entsprechend (mehr dazu im Kapitel 4).

3.3.4 Merkmale instrumenteller Emotionen

Appellativer Emotionsausdruck

Bei instrumentellen Emotionen fühlt die Therapeutin einen Appell der Patientin, sich auf eine bestimmte Weise zu verhalten oder zu erleben, z.B. sich nicht gut genug oder schuldig zu fühlen, Zugeständnisse zu machen oder die Patientin zu bewundern. Bedürfnisse werden nicht direkt geäußert, die Patientin versucht die Therapeutin durch Ausdruck bestimmter Emotionen dazu zu bringen, sich komplementär zu ihren Bedürfnissen zu verhalten. Dies ist in der Regel kein bewusster Prozess.

Zeigen Patienten in der Sitzung instrumentelle Emotionen oder berichten von Ereignissen außerhalb der Sitzung, ist es Aufgabe der Therapeutin, Bewusstheit über dieses Verhalten herzustellen, mit möglichen Kosten zu konfrontieren und einen direkten Ausdruck von Bedürfnissen zu fördern.

3.4 Emotionaler Verarbeitungsmodus

Modus emotionaler Verarbeitung

Eine zentrale Quelle der Veränderung in der EFT entspringt der Selbstexploration subjektiven emotionalen Erlebens. Wie oben beschrieben, hat sich in der Psychotherapieforschung für die Art und Weise, wie sich Patienten ihrem emotionalen Erleben zuwenden und mit diesem umgehen, der Begriff *emotionale Verarbeitung* etabliert. EFT-Therapeuten nutzen verschiedene Informationsquellen, um einzuschätzen, ob der aktuelle Modus der emotionalen Verarbeitung der Patientin, therapeutisch zielführend ist oder nicht. Eine wichtige Informationsquelle ist u. a. die *Stimmqualität* der Patientin: Eine *externale* Stimmqualität (wie bei einem Vortrag) ist ein Hinweis, dass eine Patientin eher *über* ihr Erleben als *von* sich spricht. Eine *fokussierte und eine emotionale* Stimmqualität hingegen sind Hinweise darauf, dass Patienten im Kontakt mit ihren Emotionen sind und diese (im Falle einer fokussierten Stimme) explorieren. Eine fokussierte Stimme in der *Therapeutin* unterstützt den optimalen inneren Explorationsmodus der Patientin und hilft ihr, ihre Erlebenstiefe zu verbessern.

Erlebenstiefe im Blick behalten

Erlebenstiefe beschreibt inwieweit und wie ergiebig Patienten in der Auseinandersetzung mit ihren Anliegen und Schwierigkeiten ihr inneres Erleben explorieren. Die Therapeutin kann sich fragen: Nimmt meine Patientin beim Sprechen über ihre Anliegen Bezug auf ihr körperlich basiertes Erleben, stellt sie Fragen an ihr Erleben (Patientin: „Ich weiß nicht genau, ist es so, dass ich mein Gefühl von Sicherheit verliere, wenn sie mich kritisiert oder warum fühle ich mich plötzlich so ängstlich?“), versucht sie sich dessen Bedeutung zu erschließen? Oder spricht sie abstrakt und allgemein über äußere Aspekte von Situationen, ohne auf ihren inneren Erlebensfluss Bezug zu nehmen?

Produktivität emotionalen Erlebens

Um eine optimale emotionale Verarbeitung im Sinne therapeutischer Veränderung zu gewährleisten, spielt die *Produktivität* primären emotionalen Erlebens eine wichtige Rolle (Auszra et al., 2013). Sie ist die Antwort auf die Frage: „Erlebt meine Patientin eine Emotion in der Sitzung auf eine Weise, die zu Veränderung führt, oder ist sie nur Ausdruck von Belastung?“ Therapeuten achten darauf, dass sich Patienten *ihrem primären emotionalen Erleben zuwenden,* es *symbolisieren, akzeptieren, kongruent ausdrücken, Verantwortung für ihr Erleben übernehmen* (d. h. auch bereit sind, an ihm zu arbeiten)*, es hinreichend regulieren und über die Zeit hinweg ausdifferenzieren.* Aufgabe der Therapeutin ist es, diese Aspekte im Blick zu haben und entsprechend zu fördern (Auszra, Herrmann & Greenberg, 2017; Herrmann & Auszra, 2019).

Beispiel

Drückt eine Patientin eine Emotion nonverbal aus (z. B. durch Ballen der Faust), ohne darauf Bezug zu nehmen, so werden wir ihre Aufmerksamkeit auf ihren Emotionsausdruck lenken und die Exploration und sprachliche Symbolisierung ihres emotionalen Erlebens anregen. Ist eine Patientin mit schmerzlichem emotionalem Erleben in Berührung, ohne es zu symbolisieren, helfen wir ihr, Worte zu finden, indem wir explorative Fragen stellen oder „dem Wortlosen Worte geben“, also empathisch in es hineinvermuten.

Merke

Therapeuten haben Mikromarker, die auf diesen verschiedenen Ebenen von Moment zu Moment auftreten, im Blick. Sie passen ihre therapeutischen Reaktionen ständig an, um den jeweils nächsten Schritt in der Verbesserung der emotionalen Verarbeitung der Patientin zu fördern.

3.5 Marker für emotionale Verarbeitungsprobleme

Marker-geleitete Intervention

Die EFT ist ein Marker-geleitetes Verfahren. Wie oben beschrieben, achten Therapeuten beständig auf Mikromarker im sich entfaltenden Prozess. Gleichzeitig achten sie auf sogenannte *Aufgabenmarker,* nämlich Anzeichen dafür, dass ein spezifisches *Problem der emotionalen Verarbeitung* vorliegt, und ein *guter Zeitpunkt* gekommen wäre, *daran zu arbeiten.*

Beispiel

Ein Patient berichtet in der Sitzung von Schwierigkeiten mit Vorgesetzten am Arbeitsplatz und sagt mit harter Stimme „Ich bringe mich immer wieder in solche Situationen, ich bekomme es einfach nicht auf die Reihe! Andere Leute haben in meinem Alter einen guten Job und eine Familie, und ich bekomme nichts hin!"

Dies ist ein Marker für einen selbstkritischen Prozess, dem aus EFT-Sicht eine schambasierte Selbstorganisation zugrunde liegt. Um an diesem Verarbeitungsproblem arbeiten zu können, braucht es einen *Rahmen,* in den der Prozess eingeordnet werden kann. Der selbstkritische Prozess kann beispielsweise so verstanden werden, dass ein Selbstanteil des Patienten das Selbst abwertet und damit immer wieder eine primär maladaptive schambasierte Selbstorganisation und entsprechende sekundäre Emotionen (wie z. B. Frustration, Hoffnungslosigkeit) aktiviert. Dieser *implizit* ablaufende Prozess wird nun in der Sitzung *explizit* gemacht. Jedem Marker ist eine *therapeutische Aufgabe* zugeordnet, eine *Intervention, die darauf zugeschnitten ist, das entsprechende emotionale Verarbeitungsproblem zu lösen.* Die einzelnen therapeutischen Aufgaben sind mittels einer Forschungsmethodologie namens Task Analysis, welche die einzelnen Schritte in der Auflösung eines spezifischen Problems untersucht, eingehend beforscht und empirisch validiert worden.

Die wichtigsten Marker sind:

- Vulnerabilität,
- Unklarer oder abwesender Felt-Sense,
- Problematische Reaktion,
- Konflikthafte Prozesse,
- Unabgeschlossene Prozesse,
- Selbstunterbrechende Prozesse,
- Emotionales Leiden.

EFT-Therapeuten haben in der Arbeit mit aktivierten Emotionen beständig *mehrere ineinander verwobene Stränge* im Blick und handeln entsprechend:

a) Einen Strang bilden die sich ständig verändernden *Typen emotionalen Erlebens:* Wir lenken den Prozess in Richtung von und folgen *primärem Erleben.* Zunächst folgen wir dem *Schmerzkompass* in Richtung primär maladaptiver Emotionen, um dann im *Transformationsprozess* primär adaptive Emotionen zu fördern und zu *utilisieren.*

b) Zur gleichen Zeit achten wir immer auf die *Art emotionaler Verarbeitung* dieses aktivierten primären Erlebens. Unsere Aufgabe ist es, beständig emotionale Verarbeitung so zu verbessern, dass wir die Voraussetzung für die Utilisation primär adaptiver und die Transformation primär maladaptiver Emotionen schaffen.

c) Treten *Marker für emotionale Verarbeitungsprobleme* auf, leiten wir entsprechende Interventionen ein und achten dabei weiterhin auf (a) und (b).

3.6 Fallformulierung

Es ist wichtig, innerhalb der ersten Stunden einer Therapie einen therapeutischen Fokus zu etablieren. Hierbei entwickeln Therapeutin und Patientin ein gemeinsames Verständnis darüber, welche emotionalen Prozesse den Schwierigkeiten der Patientin zugrunde liegen, wie diese zusammenwirken, wie sie zur Entstehung und Aufrechterhaltung der Symptomatik beitragen und wie sie therapeutisch verändert werden können (vgl. hierzu auch „Arbeitsblatt: Fallformulierung für Therapeuten" im Anhang, S. 115).

EFT-Fallformulierung

EFT-Fallformulierung

Bei der EFT-Fallformulierung spielen folgende Elemente eine Rolle:

- *Emotion:* Welche zentralen primären emotionalen Schemata treten bei dieser Patientin auf? Vor allem primär maladaptive Schemata (Kernschmerz, z.B. Scham, Angst, Traurigkeit von Einsamkeit/Isolation), aber auch bereits vorhandene primär adaptive Schemata (Ressourcen, z. B. abgrenzender Ärger, Mitgefühl mit sich selbst).

- *Bedürfnisse:* Welche dazugehörigen Bedürfnisse treten auf? Im Falle von primär maladaptiven Emotionen sind dies frustrierte Bedürfnisse z. B. nach Wertschätzung, Sicherheit, Liebe, Verbindung, Respekt.
- *Sekundäre Emotionen:* Welche sekundären Emotionen treten bei dieser Patientin typischerweise auf? Beispielsweise Resignation/Hoffnungslosigkeit, symptomatische Angst, Schuldgefühle, reaktiver Ärger usw.
- *Marker:* Welche Marker für emotionale Verarbeitungsprobleme sind bereits aufgetreten/treten auf? Beispielsweise Marker für Selbstkritik, Unabgeschlossene Prozesse, Selbstunterbrechende Prozesse, usw.
- *Unterbrechungen:* Wie unterbricht/blockiert die Patientin habituell ihr Erleben? Beispielsweise durch externales Berichten, Intellektualisieren, „leer/dumpf" werden, Abwerten des eigenen verletzlichen Erlebens usw.
- *Themen:* In der EFT unterscheiden wir drei Themenbereiche, Selbst-Selbst-Themen (z. B. Selbstkritik), Selbst-Anderer-Themen (z. B. Unabgeschlossene Prozesse mit wichtigen Bezugspersonen), Existenzielle Schwierigkeiten (z. B. Krankheit, unerfüllter Kinderwunsch).

Im Herzen der Fallformulierung verortet sich das primär maladaptive Schema, der Kernschmerz, der den zentralen Orientierungspunkt bildet, um den herum sich die anderen Elemente gruppieren. (Natürlich gibt es auch Patienten die beispielsweise mehr als ein zentrales maladaptives Schema haben, z. B. sowohl schambasiert sind als auch unter tiefer Einsamkeit leiden.) So stellt die Fallformulierung ein flexibles *Orientierungssystem* für Therapeuten dar, in das auch prozessdiagnostische Informationen, wie z. B. der Verarbeitungsmodus einer Patientin einfließen (vgl. Abbildung 4 sowie Karte „Fallformulierung" am Ende des Buches).

Eine *gemeinsame Fallformulierung* mit der Patientin muss weiterhin die Therapieanliegen, die Auslöser für symptomatisches Erleben und das Verhalten und verhaltensbezogene und interaktionelle Konsequenzen enthalten. Ein Beispiel für eine Fallformulierung nach den ersten Sitzungen:

Fallformulierung der rote Faden

„Sie sind in die Therapie gekommen, weil Sie sehr darunter leiden, wichtige Aufgaben in Ihrem Leben nicht in Angriff zu nehmen, Sie sich hoffnungslos und niedergeschlagen fühlen und meistens allein zu Hause bleiben *(Anliegen)*. Sie sagen, begonnen habe dies mit dem Jahresgespräch mit Ihrer Chefin vor ein paar Monaten, bei dem Sie nicht so gut beurteilt wurden, wie Sie es erwartet hatten *(Auslöser)*. Und Sie konnten beschreiben, dass Ihnen diese Beurteilung den Boden unter den Füßen weggezogen hat, dass Sie sich völlig ungenügend und wie eine Versagerin gefühlt haben (*Kernschmerz:* Scham). Dieses Gefühl, sagten Sie, kennen Sie schon lange. Und normalerweise versuchen Sie damit umzugehen, indem Sie immer Alles geben und versuchen, so gut wie möglich zu sein, um sich wertvoll zu fühlen *(verhaltensbezogene Konsequenz)*. Dafür treiben Sie sich ständig an und wischen Ihre schwachen und verletzlichen Gefühle weg (*Marker* für Selbstkritik als dysfunktionaler Umgang mit dem eigenen Erleben). Aber irgendwie reicht es nie, und es führt dazu, dass Sie oft erschöpft sind und wenig Zeit für sich und Freunde haben. Das, was Sie eigentlich brauchen, nämlich Wertschätzung und das Gefühl okay zu sein, bekommen Sie so nie wirklich *(frustriertes Bedürfnis)*. Aus allem was Sie erzählt haben, wird deutlich, dass dieses Gefühl, ungenügend und nicht gut genug zu sein, aus der Beziehung mit Ihrer Mutter herrührt, der Sie es nie recht machen konnten, egal was Sie getan haben, die immer unzufrieden mit Ihnen war (Selbst-Anderer, *Thema* und *Ursprung* des primär maladaptiven Gefühls, *Marker* unabgeschlossener Prozess). Kein Wunder also, dass Sie schnell das Gefühl haben, zu versagen, und die ganze Zeit versuchen, dagegen an zu arbeiten. Und seit diesem Gespräch sagen Sie, werten Sie sich selber noch viel stärker ab, als Sie es sonst ohnehin tun (Selbst-Selbst-*Thema, Marker* Selbstkritik), sodass Sie dann das Gefühl haben, es habe eh alles keinen Sinn mehr und es mache keinen Unterschied, was Sie tun *(sekundäre Gefühle:* Resignation, Hoffnungslosigkeit). Und Sie ziehen sich zurück, gehen nichts mehr an *(verhaltensbezogene Konsequenz)* und halten auch Ihre Freunde auf Distanz *(interaktionelle Konsequenz)*, was Sie sich dann noch wertloser fühlen lässt. Aber was Sie eigentlich bräuchten, ist das Gefühl, wertvoll zu sein und gut genug, so wie Sie sind (Fokus auf *Bedürfnis*). Sie haben auch schon beobachtet, dass Sie sehr gut rational über all Ihre schmerzhaften Erfahrungen sprechen können, aber dass etwas in Ihnen das auf keinen Fall fühlen möchte (*Unterbrechung* als dysfunktionaler Umgang mit dem eigenen Erleben). Es scheint wichtig zu sein, dass wir uns genau damit hier in der Therapie auseinandersetzen, damit wir diese schmerzhaften Gefühle verändern können und Sie nicht mehr in Abwärtsspiralen geraten“ (*Ausblick* auf die gemeinsame Arbeit zur Lösung der Verarbeitungsprobleme).

Die Fallformulierung wird über die Therapie hinweg immer wieder aufgenommen und wenn nötig angepasst. Es gilt, Formulierungen zu finden, in denen sich die Patientin wiederfindet. Sie ist nicht statisch, sondern verändert sich im Verlaufe der Therapie. Am Ende der einzelnen Sitzungen werden (neue) Erfahrungen in einer gemeinsamen Reflexion über das Erlebte und den Therapieprozess immer wieder in Bezug zur gemeinsamen Formulierung gesetzt. So entwickelt sich ein roter Faden, auf den immer wieder Bezug genommen werden kann.

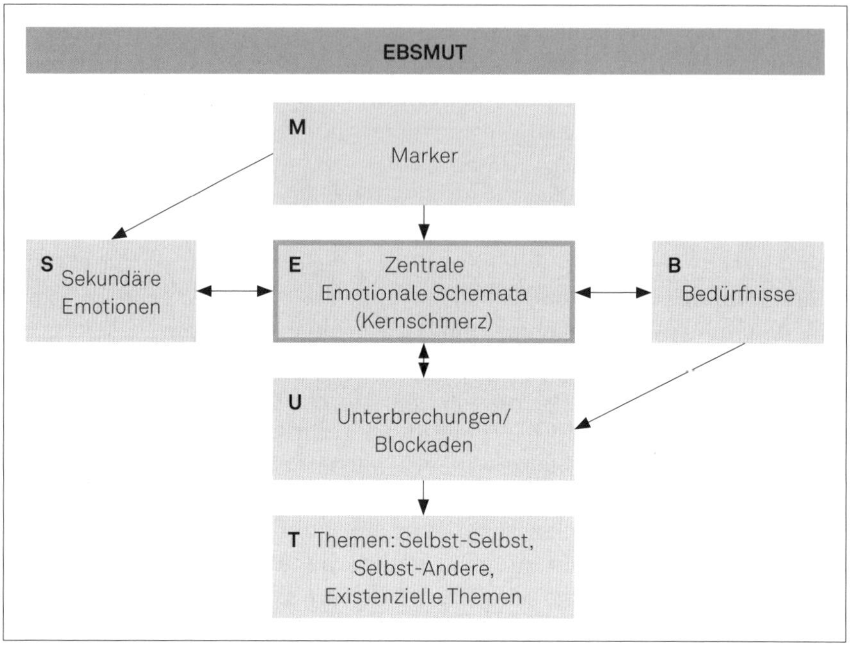

Abbildung 4: Fallformulierung (adaptiert von Greenberg & Goldman, 2015)

4 Behandlung

3 Phasen der Behandlung

Ein erfolgreicher Therapieprozess durchläuft im Allgemeinen drei Phasen, die meist nicht linear verlaufen:

- Phase: Therapeutische Beziehung/Emotionale Bewusstheit/Regulation
- Phase: Aktivieren und Exploration
- Phase: Transformation und Veränderung von Narrativen

Je nach Patienten können die einzelnen Phasen sehr unterschiedlich lang sein. So wird die erste Phase beispielsweise bei Patienten mit fragilen Selbstprozessen, wie bei Persönlichkeitsstörungen, sehr viel Zeit in Anspruch nehmen. Bei Patienten mit ausgeprägter Symptombelastung wird eine Phase symptomorientierter Arbeit vorgeschaltet sein, bevor mit emotionaler Arbeit begonnen werden kann. Es bleibt zu beachten, dass auch in Phase 2 und 3 emotional aktivierende Stuhl-Arbeit nur ca. 30 bis 40 % der Therapie in Anspruch nimmt. Exploration und Reflexion spielen in allen Phasen eine bedeutende Rolle.

4.1 Prinzipien der Beziehungsgestaltung und des therapeutischen Handelns

Therapeut als Emotionscoach

Der Patient ist Experte für den Inhalt seines Erlebens. Der Therapeut kann nicht wissen, was der Patient tatsächlich erlebt, es sei denn, der Patient erzählt ihm davon. Die Rolle des Therapeuten ist die eines „Emotionscoaches". Er ist Experte für den Prozess der Verarbeitung und Veränderung emotionalen Erlebens. Er fördert den jeweils nächsten Schritt in der *Zone nächster Entwicklung* des Patienten, indem er aufgreift, was implizit bereits vorhanden, aber noch nicht bewusster Bestandteil der aktuellen Selbstorganisation des Patienten ist. Der Patient bestimmt jedoch Richtung, Ziele und Tempo des Prozesses. Vergleichbar wäre die Beziehung von Patient und Therapeut mit der zwischen Bergführer und Bergsteiger. Beide gehen gemeinsam. Der Patient gibt Ziele, Richtung und Tempo vor. Der Bergführer kann sich in den verschiedenen alpinen Bedingungen gut zurechtfinden und weiß, was zu tun ist, um herausfordernde Stellen zu bewältigen und das Ziel zu erreichen. Auch wenn der Patient den Weg selbst zurücklegen muss, ist der Therapeut, wie ein Bergführer, da, um zu ermuntern, zu unterstützten, zu helfen und zu leiten, wo immer es notwendig ist. Ansonsten folgt er den Zielen und Bedürfnissen des Patienten. *Folgen und Leiten* von Seiten des Therapeuten stehen somit in beständigem Wechsel. Die therapeutische Beziehung ist hierbei sowohl Zweck an sich, da sie an sich zur Verbesserung impliziter Emotionsregulation beiträgt und *korrigierende emotionale und interpersonale Erfahrungen* ermöglicht. Sie ist jedoch auch Mittel zum Zweck der Förderung wirkungsvoller therapeutischer Arbeit. Sie bildet das Fundament des Veränderungsprozesses in der EFT.

Beziehungs- und Handlungsprinzipien

Was sind zentrale Beziehungs- und Handlungsprinzipien in der EFT? Im Zentrum steht die Kommunikation der Rogerianischen Grundhaltungen von *Empathie, Wertschätzung und Kongruenz*. Voraussetzung für die Verwirklichung dieser Grundeinstellungen ist die *Präsenz* des Therapeuten, er muss in der Lage sein, im Moment sein ganzes Selbst in die unmittelbare, authentische Begegnung mit dem Patienten einbringen zu können. Gerade in der Arbeit mit intensiven Emotionen in der Sitzung ist auch die Präsenz des Therapeuten mit der eigenen Emotionalität unabdingbar. *Empathie* selbst ist Haltung und Technik zugleich (mehr zu den technischen Aspekten in Kapitel 4.2.), als reine Technik ist sie jedoch wirkungslos. Sie ist eine Form der Beziehungsgestaltung, die *an sich* zu Veränderung führt, aber auch fruchtbares therapeutisches Arbeiten ermöglicht. Beispielsweise sagt der Grad des Sich-Verstanden-Fühlens durch den Therapeuten ein positives Therapieergebnis voraus. Unverzichtbar hierbei ist die *bedingungsfreie Akzeptanz* des Erlebens des Patienten (nicht notwendigerweise seines Verhaltens!). Erst durch radikale Akzeptanz dessen was ist, schaffe ich die Voraussetzung für Veränderung. Der Therapeut bringt sich authentisch in die Beziehung ein und achtet dabei darauf, seine Kongruenz und

Transparenz bezüglich seiner Beobachtungen und eigenen emotionalen Reaktionen streng in den Dienst des Patienten zu stellen *(therapeutische/selektive Kongruenz)*.

Weiterhin ist es Aufgabe des Therapeuten, mit dem Patienten zu einem Einverständnis über *die Ziele und Methoden* der Therapie zu gelangen, damit eine *kooperative therapeutische Arbeitsbeziehung* entsteht. Dies geschieht im Kern dadurch, dass die schmerzhaftesten Aspekte im Erleben des Patienten (primär maladaptive Emotionen) und daraus resultierende problematische Erlebens- und Verhaltensweisen herausgearbeitet werden und deren Zusammenhang erlebbar wird. Darüber hinaus gibt der Therapeut Rationale für die Arbeit mit Emotionen und das spezifische Vorgehen in der EFT (vgl. „Informationen für Patientinnen und Patienten" im Anhang auf S. 111 sowie Kapitel 3.6).

Auch muss der Therapeut einen *therapeutischen Fokus halten*. Den roten Faden bildet hierbei die Bearbeitung des Kernschmerzes (ein bzw. mehrere zentrale primär maladaptive Schemata), der im Zentrum der gemeinsamen Fallformulierung liegt. Was auch immer in einer jeweiligen Stunde geschieht oder was für Themen auftauchen, sie werden immer wieder und besonders zum Ende einer jeden Stunde auf den therapeutischen Fokus zurückgeführt. Zum Beispiel:

> „Das ist es also, was passiert. Wenn Ihre Tochter nicht kapiert, was Sie Ihr in Mathe erklären, dann werden Sie richtig wütend. Aber eigentlich ist da diese Stimme in Ihnen, die sagt – ‚Du bringst es einfach nicht, du versagst!' und so ein Gefühl, zu versagen, ein schlechter Vater zu sein – so ein tiefes schmerzhaftes Gefühl. Und dann wird es zu viel und es kippt in die Wut. Aber eigentlich fühlen Sie sich wie ein Versager, wertlos ..."

Der Therapeut achtet auch auf das *Abschließen von Aufgaben*, wie Zwei-Stuhl- oder Leere-Stuhl-Arbeit. Vermeidet ein Patient beispielsweise die Wiederaufnahme der Arbeit an einem Verarbeitungsproblem, so wird der Therapeut dies behutsam immer wieder einbringen. Grundsätzlich steht bei allen therapeutischen Entscheidungen die Förderung der Selbstentwicklung des Patienten und der Anerkennung seiner Verantwortung im Veränderungsprozess im Vordergrund.

4.2 Empathie

Grundmodus therapeutischen Handelns

Empathie bildet den *Grundmodus therapeutischen Handelns* in der EFT, der *alle* therapeutische Arbeit begleitet. Sie beinhaltet zwei Komponenten, nämlich *empathische Einstimmung* und *Kommunikation von Empathie*.

Empathische Einstimmung ist ein bewusster Vorgang, in welchem ich meinen eigenen Bezugsrahmen als Therapeutin verlasse und in den inneren Bezugsrahmen meiner Patientin eintrete. Es ist ein imaginativer Eintritt in die Erlebenswelt des anderen, seiner Gefühle, idiosynkratrischen Bedeutungen und Bedürfnisse, ein körperlich basiertes Verstehen des Erlebens des Gegenübers. Ich stehe in dem ständigen Bemühen, den anderen *von innen heraus* zu verstehen. Dabei fühle ich nicht, was der andere fühlt, sondern es entsteht ein Abbild des Erlebens des anderen in mir als Therapeutin, ein *korrespondierender somatischer Marker.* Ich achte auf den Inhalt des Gesprochenen, aber auch darauf, *wie* etwas gesagt wird und versuche, möglichst lebendige Bilder der beschriebenen Szenen in mir wachzurufen. Ich bin dabei vollständig im Moment und folge dem emotionalen Erleben der Patientin, wie es sich Moment für Moment entfaltet. Ich wende mich meinem korrespondierenden somatischen Marker in der gleichen offenen, neugierigen, explorierenden Weise zu, wie ich es in meiner Patientin fördern möchte und diene so als Modell. Ich werde quasi zum *unterstützenden Informationsverarbeiter*. Der korrespondierende somatische Marker bildet den Referenzpunkt für das empathische Verstehen der Patientin und aus ihm entspringt empathische Kommunikation. Auch die im vorherigen Kapitel beschriebenen diagnostischen Einschätzungen gehen aus der empathischen Einstimmung in das Erleben des Gegenübers hervor. Empathische Einstimmung beinhaltet auch, zu entscheiden, *wann* es sinnvoll ist, *bestimmte Aspekte meines empathischen Verstehens* zu kommunizieren, und wann es besser ist, der Patientin mit meinen empathischen Formulierungen nicht zu „nahe" zu kommen (z.B. im Falle von identitätsbasierten, sehr autonomen, misstrauischen oder sehr fragilen Patienten). Empathische Einstimmung ist die Voraussetzung für eine komplementäre Beziehungsgestaltung entsprechend den Annährungs- und Vermeidungszielen der Patientin.

Empathische Kommunikation

Nun ist es wirkungslos, lediglich empathisch eingestimmt zu sein. Es ist die Art und Weise, wie ich als Therapeutin empathisch *kommuniziere,* und wie diese von der Patientin aufgenommen wird, welche die Grundlage dafür schafft, dass die Patientin sich auf emotionales Erleben einlässt, es symbolisieren und dessen Bedeutung explorieren und ausdifferenzieren kann. Empathie ist auch eine zentrale *Technik* bei der Förderung einer verbesserten emotionalen Verarbeitung und der Transformation dysfunktionalen Erlebens in der Patientin.

Empathisches Verstehen, Empathische Exploration

Im Folgenden sollen daher verschiedene Formen empathischer Kommunikation vorgestellt werden (vgl. Tabelle 2). Grundsätzlich werden in der EFT zwei Formen empathischer Kommunikation unterschieden, *empathisches Verstehen* und *empathische Exploration.*

Tabelle 2: Formen empathischer Kommunikation

Empathische Reaktion	Absicht
Empathisches Spiegeln, Folgereaktionen	Verstehen und Präsenz kommunizieren
Empathisches Bestätigen/Bestärken	Erleben validieren
Exploratives Spiegeln	Selbstexploration anregen
Passfragen	
Offene explorative Fragen	
Prozessbeobachtungen	
Evokatives Spiegeln	Erleben aktivieren
Empathisches Vermuten	Erleben an den Rändern des Gewahrseins zugänglich machen
Empathisches Zurückfokussieren	Auf den Fokus zurückleiten

4.2.1 Reaktionen des empathischen Verstehens

Hierbei vermittelt die Therapeutin der Patientin, dass sie präsent ist und versteht, ohne sie dabei explizit zur Selbstexploration anzuregen.

Empathisches Spiegeln und Folgereaktionen

Empathisches Spiegeln

Durch *empathisches Spiegeln* kommuniziert die Therapeutin der Patientin, dass sie den Kern des Gesagten verstanden hat und überprüft zugleich ihr Verständnis dessen. Dabei greift sie diejenigen Aspekte des Erlebens der Patientin heraus, die besonders *eindringlich, lebendig* oder *schmerzhaft* erscheinen. Durch Folgereaktionen wie „Mhm", „Ja", „Ich verstehe", Nicken, wörtliche Wiederholungen dessen, was die Patientin gesagt hat, kommuniziert die Therapeutin Präsenz und ermuntert die Patientin, mehr von ihrem Erleben zu erzählen.

Beispieldialog

Pat.: *(nach einer OP-Vorbesprechung)* Beim ersten Arzt war alles ganz klar irgendwie, der hat alles gut erklärt und dann wusste ich, so mache ich es. Das hat sich sicher angefühlt.
Th.: ... einfach klar und sicher – so mache ich es ... ein gutes Gefühl ... [Empathisches Spiegeln]
Pat.: Ja, und beim zweiten ... der hat von Anfang an in so einem Medizinerdeutsch geredet, ich hab' die Hälfte nicht verstanden.

Th.: Mmmh. [Folgereaktion]
Pat.: Und dann war der irgendwie so distanziert ...
Th.: ... distanziert, unnahbar ... [Empathisches Spiegeln]
Pat.: Ja. Ich bin da raus und wusste auf einmal gar nicht mehr, wie ich mich jetzt entscheiden soll.
Th.: Sie waren total verunsichert ... [Empathisches Spiegeln]

Empathisches Bestätigen

Die Therapeutin vermittelt der Patientin, dass sie ihr Erleben nachvollziehbar und berechtigt findet und bietet Unterstützung und Mitgefühl an. Die Absicht der Therapeutin ist es, das Erleben der Patientin zu validieren.

Empathisches Bestätigen

Beispieldialog

Pat.: Und dann hat sie gesagt, dass ich den Kindern schade ... *(schluckt)*, dass ich ihnen schon Schaden zugefügt habe ... *(schluckt, Tränen steigen auf)*
Th.: ... Das tut weh ... so schmerzhaft ... [Empathisches Spiegeln]
Pat.: *(mit emotionaler Stimme)* Das ist so schrecklich, das ist unerträglich ...
Th.: Ich sehe, wie sehr Ihnen das weh tut, das kann ich mir vorstellen. Das muss Sie ins Mark treffen ... [Empathisches Bestätigen]
Pat.: ... Ich fühle mich ... wie ein schlechter Mensch ... als wäre ich böse ... *(Tränen fließen)*
Th.: ... ‚als wäre ich böse' ... Das muss so schlimm sein, sich so zu fühlen ... dieses Gefühl auszuhalten ... Ist es in Ordnung, wenn Sie da noch einen Moment bleiben, ich weiß, es ist nicht leicht? [Empathisches Bestätigen]

Merke

EFT-Therapeuten formulieren das Erleben der Patienten häufig in der *Ich-Form*. Auf diese Weise fällt es Patienten leichter, die der Therapeutin angebotenen sprachlichen Symbolisierungen mit dem eigenen Erleben abzugleichen und entsprechend anzupassen, ohne in einen reflektierenden Modus gezogen zu werden.

4.2.2 Reaktionen der empathischen Exploration

Empathische Exploration ist die für die EFT *typischste Form empathischen Reagierens*. Die Therapeutin vermittelt Verstehen und hilft der Patientin zugleich, sich den Schwellen ihres Erlebens zu nähern – dort, wo ihr Erleben (noch) nicht ganz klar ist, wo sich Türen in neues Erleben öffnen, wo neues Erleben aufkommt usw. Die Patientin soll angeregt werden, ihr Erleben tiefer zu explorieren. Die Therapeutin begleitet, unterstützt, versteht oder bietet Symbole und Beschreibungen an, die die Patientin mit ihrem inneren Erleben abgleichen kann. Dieses innere Abgleichen der Spiegelungen und Angebote der Therapeutin mit dem eigenen körperlich basierten Erleben ist ein zentraler Prozess in der empathischen Exploration. Es regt die Patientin an, zu suchen und zu prüfen, bis sie stimmige Worte für ihr idiosynkratrisches Erleben und den damit verbundenen subjektiven Bedeutungen gefunden hat. So wird emotionale Verarbeitung gefördert. Folgende Reaktionen sind explorative Reaktionen:

Exploratives Spiegeln

Exploratives Spiegeln

Exploratives Spiegeln soll die Patientin animieren, Aspekte von Erleben zu explorieren. Sie werden behutsam und tastend und häufig absichtlich unartikuliert angeboten. Dabei ist es hilfreich, Sätze mit der Betonung auf demjenigen Aspekt offen zu lassen oder zu beenden, dessen Exploration man anregen möchte *(leading edge)*. Auch ist die Verwendung von Wörtern wie *etwas* oder *irgendwie* hilfreich, weil sie den Fokus auf implizites Erleben lenken.

Beispieldialog

Pat.: Ich habe mich in dem Gespräch einfach total unwohl gefühlt. Er hat einfach komisch mit mir geredet.
Th.: Da war *irgendwas* an der Art, wie er mit Ihnen gesprochen hat ... [Fokus auf den unklaren „Trigger"-Aspekt]
Pat.: Ja, ... so arrogant, so von oben herab ...
Th.: ... so arrogant. Und das hat etwas mit Ihnen gemacht ... [Fokus auf die emotionale Reaktion]
Pat.: Ich habe mich so klein gemacht gefühlt und ... das hat mich total aufgeregt ...
Th.: Das hat Sie ärgerlich gemacht, aber auch ... „Ich habe mich irgendwie klein gefühlt ..." [Aufmerksamkeit auf das primär erscheinende Erleben lenken, indem es hintenangestellt wird]
Pat.: Ja, ... als wäre ich ein kleiner Bub, der geschimpft wird.

Merke

Mindestens so wichtig, wie *was* Therapeuten sagen, ist, *wie* sie etwas sagen. Wie bei Patienten gibt es unterschiedliche *Stimmqualitäten in der Therapeutin*, die jeweils andere Wirkungen haben. Im Falle oben ist die Therapeutin selbst in einem suchenden, vertiefenden, vorwärts tastenden Modus, was sich auch in einer entsprechenden Stimmqualität ausdrückt. Es ist zu beachten, dass die *Stimmlage der Therapeutin* am Ende der Sätze (auch bei den meisten Fragen) *nach unten* geht, nicht wie typischerweise bei einer Frage nach oben. So zieht sie die Aufmerksamkeit auf das emotionale Erleben der Patientin und ist gleichzeitig Modell für die Patientin, sich (a) offen und neugierig dem eigenen Erleben zuzuwenden und (b) *von* und nicht *über* ihr Erleben zu sprechen.

Um die *Aufmerksamkeit* der Patientin *weg von sekundärem hin zu primärem Erleben zu lenken,* und dieses zugänglich zu machen, setzen Therapeuten den primären Aspekt des Erlebens der Patientin grundsätzlich an den Schluss einer empathischen Reaktion:

- „Das lässt Sie resignieren und Sie fühlen sich so klein und wertlos ..." (aber nicht: „Und das gibt Ihnen das Gefühl klein und wertlos zu sein und macht Sie hoffnungslos und resigniert.")

Die Patientin wird somit mit höherer Wahrscheinlichkeit ihr primäres Erleben von Scham elaborieren.

Passfragen

An sich beinhaltet jede von der Therapeutin angebotene empathische Reaktion die unausgesprochene Frage „Passt das?". Manchmal ist es aber wichtig, Patienten explizit anzuregen, die von der Therapeutin angebotenen Symbole abzugleichen und zu korrigieren, bzw. dem eigenen Erleben noch besser anzunähern, z. B.: **Passfragen**

- „‚Ich hatte das Gefühl, jetzt ist er zu weit gegangen, jetzt reicht es!' Passt das?"
- „Wie ein kleines Mädchen ... hilflos und ausgeliefert ... Ist es das?"

Offene explorative Fragen

Offene explorative Fragen ermuntern die Selbstexploration der Patientin. Typische offene Fragen in der EFT sind: **Offene, explorative Fragen**

- „Was passiert gerade?"
- „Was war für Sie das Schlimmste daran?"
- „Was hat das für ein Gefühl in Ihnen hinterlassen?"
- „Wie fühlt sich das an?"
- „Was hätten Sie gebraucht?"
- „Was vermissen Sie?/Was fehlt Ihnen?"

- „Wie war das?/Wie ist das?“
- „Was taucht da in Ihnen auf?“
- „Können Sie Ihren Tränen Worte geben?“

Werden zu viele explizite Fragen gestellt, besteht die Gefahr, dass ein Frage-und-Antwort-Spiel entsteht, und Patienten in einen rein reflektierenden Modus wechseln oder darin verbleiben. Die Kunst besteht darin, Fragen so zu stellen, dass Sie nicht dazu einladen, zu überlegen, was die Antwort wäre, sondern dazu, die Antwort im eigenen Erleben zu suchen.

Prozessbeobachtungen

Prozessbeobachtung zentral

Hier lenkt die Therapeutin die Aufmerksamkeit der Patientin auf implizit ablaufende Prozesse. Dies kann zum Beispiel eine beginnende, noch nicht wahrgenommene oder nicht ausgedrückte emotionale Aktivierung sein. Hierbei ist es wichtig, behutsam und nicht konfrontativ vorzugehen, um die Patientin nicht bloßzustellen oder ihr zu nahe zu treten, z. B.:

- „Und während Sie das sagen, ballt sich Ihre Faust/verändert sich der Ausdruck auf Ihrem Gesicht. Merken Sie das? Können Sie das nochmal machen/Können Sie dem Worte geben?“
- „Und auf einmal sitzen Sie ganz anders da, viel aufrechter? Ist das richtig? Können Sie einmal aus diesem Gefühl heraus sprechen, aus diesem ‚aufrecht Sitzen‘?“
- „Und während Sie das erzählen lächeln Sie. Aber irgendwie kann ich mir vorstellen, es war ganz schön hart.“
- *(Tränen steigen in die Augen der Patientin)* „Und während Sie darüber sprechen, kommen die Tränen ...“
- *Vorsichtiger:* „Und während Sie darüber sprechen, kommt ein Schmerz hoch/berührt das etwas in Ihnen ...“
- *Vorsichtiger:* „Und irgendwie ist es nicht leicht, darüber zu sprechen.“

Prozessbeobachtungen können auch hilfreich sein, um implizit ablaufende problematische Prozesse, wie beispielweise die Vermeidung emotionalen Erlebens, in den Fokus der Aufmerksamkeit zu rücken, z. B.:

- „Gerade eben ... da war Ärger spürbar, und Sie sagten auch, ‚Ich bin sauer auf dich‘, aber jetzt ist der Ärger weg, richtig? *(Patientin nickt)* Das ist interessant. Was ist da passiert?“
- „Und noch vor einem Moment, als Sie von diesem kleinen Jungen ge-

sprochen haben, der Sie einmal waren, da konnten Sie irgendwie weich sein mit ihm. Aber jetzt auf einmal ist Ihre Stimme wieder anders, viel härter. Ist das so, oder nehme nur ich das so wahr? Was ist da gerade eben passiert?"

Evokatives Spiegeln

Evokatives Spiegeln

Evokative empathische Reaktionen helfen der Patientin, Zugang zu ihrem Erleben, insbesondere zu relevanten emotionalen Schemata, zu erhalten. Die Therapeutin kommuniziert, dass sie versteht und nutzt gleichzeitig anschauliche Bilder, Metaphern, eindringliche Worte und eine evokative Stimmqualität, um emotionale Aktivierung zu erhöhen, z. B.:

- „Und da ist eine Leere entstanden in Ihnen, ein Loch, das immer bleibt, das nie gefüllt werden kann ..."
- „Als säßen Sie in einer Glaskapsel und Sie könnten die anderen da draußen sehen, wie sie lachen und leben, und Sie müssen ihnen dabei zusehen, Sie sind immer getrennt, sie kommen nie dort hin."
- „Wie ein Raum in Ihnen, ganz tief unten, den nur Sie kennen, da darf niemand hin, das darf niemand sehen. Und wenn Sie dort sind, dann ist es wie eine Wahrheit, dass Sie schlecht und böse sind."

Beispieldialog

Pat.: Ich hatte einfach immer das Gefühl, ich muss etwas tun, ich sollte wissen, was zu tun ist. Aber ich weiß es einfach nicht. Und ich komme da nicht raus, ich sitze im Dunkeln, ich finde einfach keinen Weg!

Th.: Wie ein kleiner Junge in einem dunklen Zimmer, der panisch den Lichtschalter sucht, und er findet ihn einfach nicht ...

Bilder und Metaphern spielen in den empathischen Reaktionen eine wichtige Rolle, da sie das idiosynkratrische Erleben oft besser ausdrücken als Begriffe und Erklärungen. Wenn Sie auf das Erleben passen, sind sie gleichzeitig sehr emotionsaktivierend.

Empathisches Vermuten

Empathisches Vermuten

Das Empathische Vermuten ist eine für die EFT typische Reaktionsform. Sie geht über das Kommunizieren von Verstehen hinaus und vermutet in die noch nicht wahrgenommenen oder explizit ausgedrückten Aspekte des emotionalen Erlebens der Patientin hinein. Die Therapeutin bietet eine sprachliche

Symbolisierung an, die die Patientin mit ihrem Erleben abgleichen und gegebenenfalls justieren kann. Dieses Abgleichen erleichtert es der Patientin, Worte zu finden für Erleben, für das sie vielleicht noch keine Worte hat. Das empathische Vermuten kommt insbesondere zum Einsatz, wenn wir Patienten helfen möchten, ihr Erleben von sekundären Emotionen hin zu primären Emotionen zu vertiefen, oder wenn Patienten external sprechen oder eine geringe Erlebenstiefe aufweisen. Das Vermuten ist von Interpretationen und Deutungen abzugrenzen. Während letztere die Absicht verfolgen, Patienten neue Informationen zu geben und Einsichten in bis dahin unbewusste Zusammenhänge zu ermöglichen, soll empathisches Vermuten helfen, mit neuen Aspekten des eigenen Erlebens in Berührung zu kommen. Vermutungen implizieren eine Haltung des Nichtwissens und lassen stets die Möglichkeit offen, falsch zu liegen

Beispieldialog

Pat.: In letzter Zeit hat er wieder ständig was an mir auszusetzen. Das passt nicht und das passt nicht. Ich sag ihm dann immer ‚Entspann dich mal! Kannst du dich einfach mal locker machen?!' Er geht mir so tierisch auf die Nerven.

Th.: Ja ich höre, wie genervt Sie sind. Und irgendwie kann ich mir auch vorstellen, dass diese ständige Kritik unter die Haut geht. ‚Er hat immer was an mir auszusetzen' ... dass das irgendwie weh tut ... [vermutet in die schmerzlichen, primären Aspekte des Erlebens hinein]

Beispieldialog

Pat.: Ich meine, ich kriege das schon alles hin mit den Kindern. T. ist jetzt auf dem Gymnasium und für A. habe ich einen Platz in der Fördergruppe organisiert und dann [... Patientin erzählt was sie noch alles erledigt und getan hat] ... es ist nicht so, dass ich das nicht schaffe, aber ... *(Pause)*

Th.: Ja, Sie schaffen all das, Sie bekommen das alles hin, und gleichzeitig ist da niemand für *Sie* da *(Pause)* ... Sie sind so allein mit all dem ...

Empathisches Zurückfokussieren

Refokussieren

Durch Empathisches Zurückfokussieren bringe ich die Aufmerksamkeit zurück zum Fokus der therapeutischen Arbeit, sei es schmerzhaftes primäres Erleben, der Ausdruck von Bedürfnissen oder andere wichtige Prozesse. Wichtig ist es, dies behutsam zu tun.

Beispieldialog

Pat.: *(mit fokussierter Stimme)* Ja, das tut weh, wenn er so mit mir redet. *(mit externaler Stimme)* Und es ist ja auch so, egal was ich sage, er hört ja nicht auf. Ich habe ihm das ja schon tausendmal gesagt. Was soll ich da machen? Es ist schon ein bisschen sinnlos alles ...

Th.: Ja, ich höre, dass Sie wirklich versucht haben, ihn an dem Punkt zu bewegen und das Gefühl haben, das bringt nichts. Und darüber müssen wir auch noch sprechen. Aber gleichzeitig ist da der Schmerz in Ihnen *(fokussierte Stimme),* der Schmerz so behandelt zu werden ... und der ist wichtig. Der braucht Aufmerksamkeit. Wäre es o.k., wir gehen nochmal dahin zurück?

Prozessleitende Reaktionen

An vielen Punkten in der Therapie leiten und lenken wir im emotionsfokussierten Arbeiten den Prozess der Patientin:

- Prozessvorschläge.
- Erlebensbezogene Formulierungen.
- Erlebensbezogene Psychoedukation.

Prozessvorschläge laden die Patientin ein, ihre Aufmerksamkeit auf bestimmte Aspekte ihres Erlebens zu richten (z. B. „Können Sie mit Ihrer Aufmerksamkeit mal nach innen gehen, zu diesem Gefühl ...“), in der Stuhl-Arbeit die Seite zu wechseln, sich in ein bestimmtes Alter hineinzuversetzen (z. B. „Seien Sie mal diese kleine Neunjährige, die Angst hat ...“) oder Sätze und Handlungen zu wiederholen (z. B. „Können Sie das nochmal sagen: ‚Du hattest kein Recht!‘“).

Erlebensbezogene Formulierung und Edukation

Erlebensbezogene Formulierungen geben die Schwierigkeiten der Patientin im Sinne des emotionsfokussierten Modells, bzw. im Sinne emotionsfokussierter Interventionen wieder, z. B.:

„Als würden Sie zu sich selbst sagen: ‚Du bringst es einfach nicht, lass es doch sein.‘ Und dann fühlen Sie sich wertlos und hoffnungslos.“ [Formulierung im Sinne eines selbstkritischen Prozesses].

Eine besondere Bedeutung kommt auch der *erlebensbezogenen Psychoedukation* zu. Wie bereits beschrieben, sind eingängige Rationale und Transparenz des Vorgehens enorm wichtig für das emotionsfokussierte Arbeiten. Daher flechten Therapeuten fortlaufend psychoedukative und erklärende Formulierungen in die therapeutische Arbeit ein, und zwar immer dann, wenn das betreffende Erleben gerade aktiviert ist („Hot Teaching“), z. B.:

„Das heißt, das war der Punkt, an dem Sie ausgerastet sind, als er begonnen hat, Ihnen Vorwürfe zu machen? ... Aber eigentlich hat er dieses tiefe Gefühl in Ihnen aktiviert, ‚schlecht und böse' zu sein ... und auch jetzt, wenn wir darüber sprechen, kommt dieser Schmerz hoch ... Darum geht es eigentlich. ... Die Wut, die legt sich dann erst über den Schmerz ..."

4.3 Marker und Aufgaben

Einen Überblick über Marker und Interventionen der EFT gibt Tabelle 3.

Tabelle 3: Marker und Interventionen der EFT

Marker	Intervention	Lösung
Vulnerabilität. Ein Patient hat Schwierigkeiten, Gefühle auszuhalten und zu akzeptieren, die mit der Offenbarung eines als inakzeptabel empfundenen Selbstaspektes einhergehen.	*Empathisches Bestätigen.* Das Erleben des Patienten empathisch validieren.	Annahme der zuvor als inakzeptabel erlebten Selbstaspekte; Selbststärkung.
Unklares Gefühl. (a) Ein Patient hat ein unklares Gefühl und hat Schwierigkeiten, sich dessen Bedeutung zu erschließen. (b) Ein Patient ist external organisiert und weit von seinem emotionalen Erleben entfernt.	*Focusing.* Den Patienten einladen, Aufmerksamkeit auf das unklare Gefühl oder körperlich gespürte Erleben zu lenken, sich diesem auf achtsame, neugierige Weise zuzuwenden und Worte und Symbolisierungen zu finden.	(a) Körperlich spürbarer Wandel im Erleben *(felt-shift);* neue Bedeutung des Erlebten. (b) Kontakt mit primärem Erleben als Ausgangspunkt für weitere therapeutische Arbeit.
Problematische Reaktion. Ein Patient zeigt sich verwirrt oder überrascht über seine Reaktion auf eine spezifische Situation.	*Systematisches evokatives Erschließen.* Die vergangene Szene in der Vorstellung wiederaufleben lassen und den Patienten Schritt für Schritt durch sie hindurchführen.	Besseres Verstehen des eigenen Erlebens und Verhaltens, Bereitschaft für Veränderung und Arbeit an emotionalen Prozessen.
Konflikthafte Prozesse. Ein Patient kritisiert sich, setzt sich unter Druck oder macht sich Angst.	*Zwei-Stuhl-Dialog.* Den kritischen, antreibenden oder angstmachen Selbstanteil mit einem erlebenden Anteil in Dialog bringen.	Integration von Wünschen und Bedürfnissen auf der erlebenden, mit Werten und Standards auf der kritischen, bzw. protektiven Anliegen auf der angstmachenden Seite.

Tabelle 3: Fortsetzung

Marker	Intervention	Lösung
Unabgeschlossene Prozesse. Ein Patient erlebt immer wieder belastende Gefühle gegenüber wichtigen Bindungspersonen oder in aktuellen Beziehungen.	*Leerer Stuhl-Dialog.* Belastende Gefühle im direkten Kontakt mit dem bedeutsamen Anderen in einem leeren Stuhl aktivieren und auszudrücken. Fördern primär adaptiver Gefühle.	Selbstbehauptung/ den anderen zur Verantwortung ziehen; das unerfüllte Bedürfnis loslassen; der anderen Person vergeben.
Selbstunterbrechende Prozesse. Der Patient beginnt ein primäres Gefühl oder Bedürfnis auszudrücken und unterbricht dieses.	*Zwei-Stuhl-Inszenierung.* Die selbstunterbrechende Handlung spezifizieren und bewusst ausführen.	Die zuvor unterbrochenen Gefühle und Bedürfnisse zulassen und zum Ausdruck bringen.
Emotionales Leiden. Der Patient hat Schwierigkeiten, mit intensiven, schmerzhaften, primären emotionalen Reaktionen und unbefriedigten Bedürfnissen umzugehen und erlebt intensive Gefühle der Angst, Verzweiflung oder Hoffnungslosigkeit.	*Selbsttröstungs- oder Selbstberuhigungsdialog.* Den leidenden Selbstaspekt mit einem tröstenden und/oder beruhigenden, mitfühlenden Selbstaspekt in Dialog bringen.	Aufkommen von Selbstmitgefühl, Loslassen unerfüllter Bedürfnisse aus der Vergangenheit und Neuorientierung.

Grundsätzlich dienen diese Interventionen der Förderung der emotionalen Verarbeitung, also dem Aktivieren, Vertiefen und Verarbeiten von emotionalem Erleben. Sie wirken wie *Katalysatoren im emotionalen Transformationsprozess* und helfen, Veränderungen wirksamer und schneller zu erreichen. Beispielhaft werden wir in diesem Band drei verschiedene Arten von Stuhl-Interventionen näher vorstellen.

4.4 Stuhl-Interventionen

Stuhl-Intervention

Stuhl-Interventionen bilden die tragenden Säulen in der Emotionsfokussierten Therapie. Kurz gesagt, helfen sie dabei, zentrale maladaptive Schemata (Kernschmerz) zugänglich zu machen, frustrierte Bedürfnisse zu mobilisieren, ein Gefühl der Berechtigung zu bahnen und aufkommendes adaptiveres Erleben und resiliente Selbstorganisationen zu fördern. Der Veränderungsprozess verläuft in den einzelnen Interventionen, wie über die gesamte Therapie hinweg, in der Regel von *sekundären Emotionen,* zu *primär maladaptiven Emotionen,* über die *adaptiven Bedürfnisse* hin zu *primär adaptiven*

Emotionen und *neuen Narrativen*. Prozessdiagnostische Einschätzungen leiten dabei die Arbeit von einem Moment zum nächsten.

Beachte

Grundsätzlich sind Stuhl-Interventionen „wirkmächtige" d.h. stark emotional aktivierende Interventionen. Daher sollten sie in der hier beschriebenen Form nur bei Patienten mit *ausreichenden Fertigkeiten der Emotionsregulation* Anwendung finden. Bei Persönlichkeitsstörungen werden sie in der Regel erst in einer späteren Phase der Therapie bei einer stabilen therapeutischen Beziehung und nach erfolgtem Fertigkeitentraining angewandt. Besteht die Gefahr, dass mein Patient emotional überflutet wird und in der Folge zu dysfunktionalen Bewältigungsstrategien greifen muss, werde ich keine stark aktivierenden Interventionen vorschlagen, sondern zunächst ein Training von Fertigkeiten der expliziten Emotionsregulation und Interventionen zur Förderung der impliziten Emotionsregulation in den Fokus nehmen. Auch bei Patienten, die komplett von ihrem Erleben abgeschnitten sind, empfiehlt sich diese spezifische Form der emotionsfokussierten Arbeit nur bedingt. Diese Patienten werden nichts spüren und sich als defizitär erleben, weil sie etwas spüren „sollten". Stuhl-Interventionen sind grundsätzlich sehr evokative Interventionen, die angsteinflößend sein können und *große Sicherheit in der therapeutischen Beziehung* voraussetzen. Schwierigkeiten in der therapeutischen Beziehung bilden eine Kontraindikation für das emotionsaktivierende Arbeiten. Dies gilt es in den therapeutischen Entscheidungen stets im Blick zu behalten.

4.4.1 Zwei-Stuhl-Dialog für selbstkritische Prozesse

Der Zwei-Stuhl-Dialog kann für unterschiedliche problematische Prozesse, wie beispielsweise selbstkritische, angstmachende oder hoffnungslos machende Prozesse eingesetzt werden. Die leitende Frage in allen Zwei-Stuhl-Interventionen ist dabei stets: *Wie wird problematisches bzw. symptomatisches emotionales Erleben erzeugt?* Wie wird ein resignierter, hoffnungsloser, ängstlicher, rastloser usw. Zustand im Patienten erzeugt und aufrechterhalten? Aus diesem Grunde finden Zwei-Stuhl-Dialoge bei der Behandlung unterschiedlichster psychischer Störungsbilder Anwendung, so beispielsweise bei depressiven Störungen, bei Süchten, bei Essstörungen, bei Persönlichkeitsstörungen und auch bei Angststörungen. Der Kürze und Klarheit halber beschränken wir uns in diesem Band auf die Darstellung des Zwei-Stuhl-Dialogs bei selbstkritischen Prozessen.

Emotionales Verarbeitungsproblem

Schambasierte Selbstorganisation

Im Kern eines selbstkritischen Prozesses liegt in der Regel eine schambasierte Selbstorganisation, ein primär maladaptives Schema (Kernschmerz) von Scham, nicht gut genug, nicht liebenswert, ungenügend, schlecht oder ähnliches zu sein. Die selbstabwertenden Gedanken bilden dabei eine höhere kognitive Repräsentation dieses kognitiv-affektiven Schemas der Scham. Da das primär maladaptive emotionale Schema häufig in der Beziehung zu zentralen Bezugspersonen entstanden ist, finden sich hier oft negative Selbstbewertungen, die in der Elternbeziehung erlernt wurden. Die affektive Aufladung der Selbstabwertung mit Verachtung oder Ekel bildet die „andere Seite der Medaille“ von Scham, oft erworben durch Modellernen (z. B. durch den Ausdruck der Eltern) oder operante Konditionierung in der Regulation des Schamgefühls (fast jeder Patient wird bestätigen, dass es besser erträglich ist, Ärger oder Verachtung auf sich selbst zu empfinden, als Scham, nicht liebenswert zu sein). Dieser *Kreislauf aus Selbstabwertung und Scham* bildet den Kern des selbstkritischen Prozesses. Aus ihm entspringen *symptomatische sekundäre Gefühle* von beispielsweise Hoffnungslosigkeit, Resignation, Affektverflachung und körperliche Erschöpfung. Diese Symptome können als dysfunktionaler Regulationsversuch der Scham gesehen werden. Meist sind es ebendiese sekundären Gefühle, die die Patienten in die Psychotherapie bringen, nicht die darunterliegende Scham.

Hinzu kommt meist ein dysfunktionaler Umgang mit dem eigenen Erleben, in dem Versuch, mit dem negativen Selbsterleben zurechtzukommen (z. B. Invalidieren, Abwerten, „Wegwischen“ oder Vermeiden des eigenen Erlebens [z. B. indem sich der Patient ständig antreibt, rationalisiert usw.]). Diesen problematischen Prozess, der selbstkritische Spaltung genannt wird, gilt es zu verändern. Dazu muss er in einen Rahmen gebracht werden, innerhalb dessen er „fassbar“ und behandelbar wird. Das Konzept der *selbstkritischen Spaltung* mit der Intervention Zwei-Stuhl-Dialog bietet einen solchen Rahmen.

4.4.2 Intervention

Der empirisch validierte Prozess der Auflösung selbstkritischer Spaltungen ist in Abbildung 5 dargestellt. Der selbstkritische Anteil des Patienten wird mit dem erlebenden Selbst in emotionalen Kontakt und Austausch gebracht. So wird der *implizit* ablaufende dysfunktionale Prozess *explizit* gemacht, sekundär symptomatische Gefühle (v. a. Hoffnungslosigkeit, Resignation) und schließlich primär maladaptive Scham (Kernschmerz) werden in der Sitzung aktiviert, Bedürfnisse zugänglich gemacht und eine resiliente Neuorganisation gefördert.

Marker von Selbstkritik

Marker für einen selbstkritischen Prozess:

Äußerung von Selbstkritik sowie Anzeichen dafür, dass der Patient darunter leidet, d. h. sich in Reaktion auf die Selbstkritik dysfunktional organisiert (z. B. in Resignation). Selbstkritik *an sich* ist noch *kein* Marker für ein emotionales Verarbeitungsproblem.

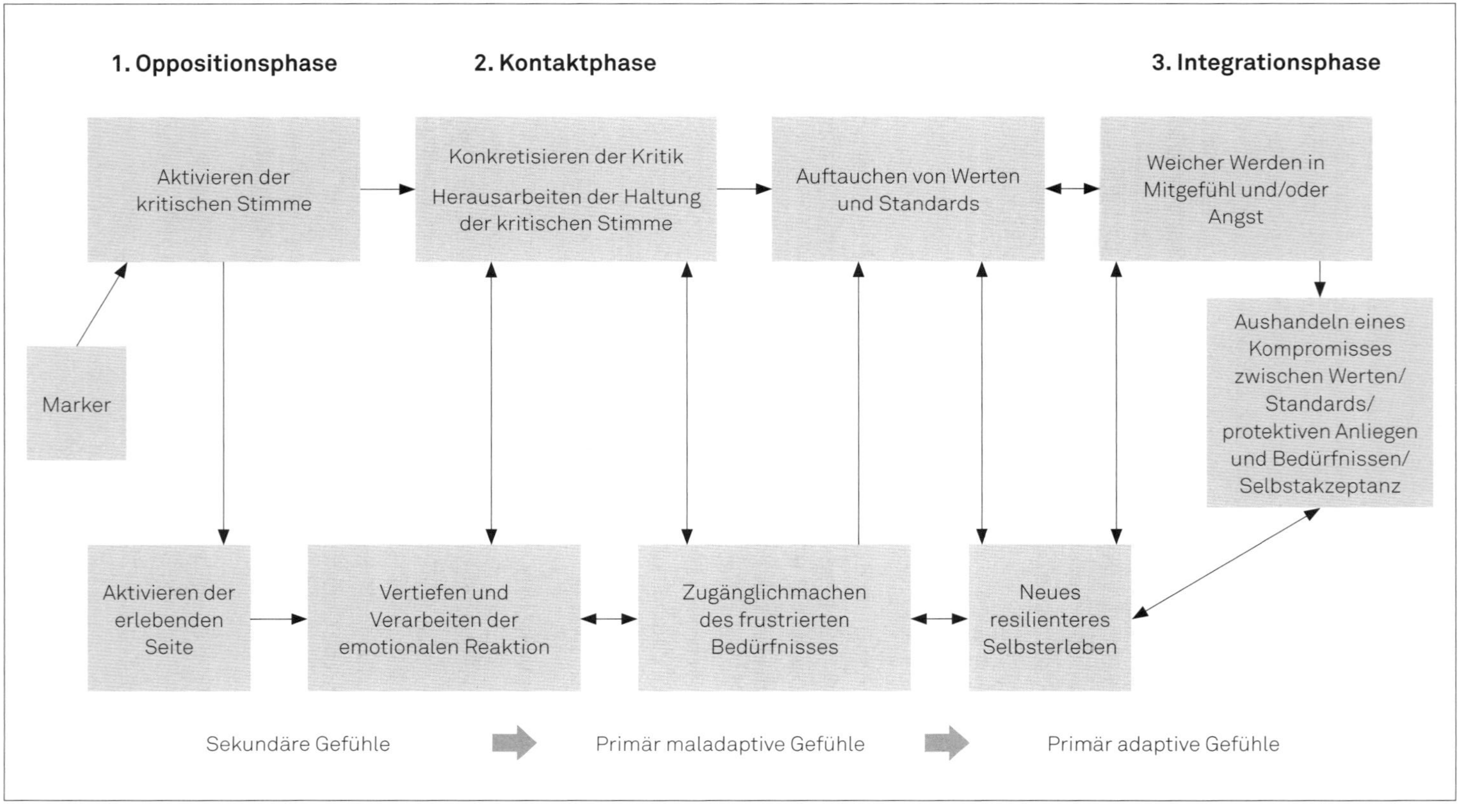

Abbildung 5: Auflösung selbstkritischer Prozesse (adaptiert von Elliott et al., 2007)

Marker treten in verschieden Formen auf: Der Marker kann als *explizite Äußerung* von Selbstkritik (z. B. „Ich habe in dem Meeting total versagt, ich habe es einfach nicht drauf!", „Ich bin einfach eine katastrophale Mutter, egal wie sehr ich mich anstrenge, es kommt einfach nichts Gutes dabei raus.") oder als *implizite* Äußerung auftreten. Hier berichten Patienten die affektive Reaktion auf die Selbstkritik beispielsweise im Sinne einer *sekundären emotionalen Reaktion* von Resignation (z. B. „Ob ich heute aufstehe oder nicht, macht keinen Unterschied. Ich bekomme eh nichts hin.", „Ich bin dann einfach nur mit Allem überfordert und total erschöpft.") oder primär *maladaptiven emotionalen Reaktion* von Scham (z. B. „Wenn ich dann ein Date habe, fühle ich mich einfach immer wie Ausschussware – ungenügend."). Oder Patienten berichten darüber, sich beständig unter Druck zu fühlen, weil eine kritische Seite sie nie in Frieden lässt (z. B. „Egal was ich mache oder erreiche, es kommt sofort das nächste, was ich erreichen muss. Es ist nie genug. Ich komme nie zur Ruhe").

Häufig erscheint im Prozess ein Marker für eine selbstkritische Spaltung auch als *projizierter Konflikt,* wenn nämlich die Kritik „in den Augen der anderen" gesehen wird (z. B. „Ich habe mich so blamiert! Die dachten alle, ich bin ein Vollidiot!", „Er traut mir das einfach nicht zu, das macht mich wahnsinnig!"). Die wahrgenommene negative Bewertung durch ein Gegenüber fällt auf fruchtbaren Boden im Patienten, ansonsten würde ihn die Reaktion der anderen kaum berühren.

Der Therapeut hat nun die Aufgabe, die Aufmerksamkeit des Patienten auf diesen Prozess zu lenken, vor allem beim ersten Mal ein Rational für den Zwei-Stuhl-Dialog zu geben, das Einverständnis des Patienten für die Intervention einzuholen und den Dialog einzuleiten. Wir werden zur Illustration des Prozesses im Folgenden immer wieder ein Patientenbespiel in Ausschnitten aufgreifen und weiterführen.

Fallbeispiel: Frau L.

Frau L., eine 35-jährige Büroangestellte, kam aufgrund einer mittelgradigen Depression nach einer konfliktträchtigen Scheidung in die Therapie. In der Biografie der Patientin finden sich eine frühe Trennung der Eltern mit einem abwesenden Vater und einer leistungsorientierten Mutter. Die Patientin erscheint sehr leistungsorientiert und selbstkritisch, kann sich aber im Rahmen der Depression zu nichts mehr aufraffen und wichtige Tätigkeiten nicht mehr bewältigen. Sie berichtet von einem Gespräch mit einer Vorgesetzen, die sie kritisiert hatte.

Hinleitung

Frau L.: Jetzt habe ich das auch noch verbockt. Ich bin geschieden, ich habe keine Kinder und jetzt versage ich auch noch im Beruf. ... Ein Armutszeugnis! *(lächelt)* [expliziter Marker]

Th.: Was passiert da gerade? ... Was sagen Sie sich da? ... „Du versagst?“ [Aufmerksamkeit auf den Prozess lenken]

Frau L.: Ja, ich habe versagt, ich habe meine Ehe in den Sand gesetzt und im Beruf bringe ich es auch nicht!

Th.: Und *wie fühlt es sich an, wenn Sie sich das sagen:* „Du hast versagt?“

Frau L.: Ja, nicht gut natürlich, beschissen, aber es ist nun mal einfach so.

Th.: Wäre es o.k., wir arbeiten damit? Das ist ja etwas, was immer wieder passiert, Sie attackieren sich, und Ihre Stimmung rutscht weg. Wäre es in Ordnung, wir nehmen das in den Fokus und probieren etwas aus, und ich helfe Ihnen dabei? [kurzes Rational und Vorschlagen der Intervention]

Gäbe die Therapeutin an dieser Stelle ein langes Rational über den genauen Ablauf eines Zwei-Stuhl-Dialogs, würde das Angstniveau der Patientin mit hoher Wahrscheinlichkeit ansteigen und sie wäre verunsichert. Rationale werden organisch in den Prozess eingeflochten, in der Regel kurzgehalten und mit dem aktuellen Erleben der Patientin verknüpft.

Einleiten des Dialoges und Herstellen von Kontakt

Seiten trennen und Kontakt herstellen

Nun gilt es, die beiden Seiten – eine selbstkritische, abwertende oder unterdrückende Seite und eine erlebende Seite (das *erlebende Selbst*) – sauber zu *trennen* und dann in *Kontakt* miteinander zu bringen, um das problematische, primär maladaptive Schema aktivieren zu können. Hierzu zieht die Therapeutin einen dritten Stuhl heran und bittet die Patientin, auf diesen zu wechseln. Die direkt gegenüberliegende Positionierung der Stühle ist hierbei wichtig. Der Stuhl der Therapeutin steht mittig, um „Allparteilichkeit“ zu gewährleisten. Sie lädt die Patientin nun ein, auf den anderen Stuhl zu wechseln und die bereits geäußerte Kritik weiter auszuführen. Kommt der Prozess an dieser Stelle ins Stocken, hilft die Therapeutin mit Vorschlägen, indem sie beispielsweise bereits geäußerte Kritik aufgreift. Die Therapeutin achtet darauf, dass beide Seiten direkt miteinander sprechen und die Du-Form verwenden.

Merke

Es empfiehlt sich *nicht*, den Begriff „Kritikerin“ oder Ähnliches für den kritischen Selbstanteil zu verwenden, sondern Bezeichnungen, wie beispielsweise „die kritische Seite“ oder „dieser Teil hier drüben“. Es geht darum, auf eine *Integration* des erlebenden Selbst mit einem kritischen Anteil hinzuarbeiten, da dieser in der Regel Werte und Standards oder protektive Anliegen beinhaltet. Eine Konnotation mit einem negativen Begriff erschwert später eine Integration.

Eine Ausnahme bilden introjizierte Täteranteile, wie sie häufig in der Trauma-Arbeit vorkommen. Hier wird keine Integration, sondern eine Abgrenzung angestrebt.

Beispieldialog

Th.: Kommen Sie doch einmal hier herüber. *(Patientin wechselt die Stühle)* Wir nehmen jetzt diesen kritischen Teil aus Ihnen heraus und setzten ihn hier hin. Dort drüben *(zeigt auf den anderen, leeren Stuhl)* sitzt Anja *(Name der Patientin)*. Was sagt dieser Teil zu ihr? „Du hast versagt? Du bringst es nicht?" Sagen Sie ihr das mal, was immer es ist ...

Frau L.: *(zur erlebenden Seite)* Ja, du bringst nichts auf die Reihe! ... Dein Leben ist ein Armutszeugnis!

Tritt ein Marker implizit auf, in Form von z. B. „Ich fühle mich wertlos, 2.Wahl, nicht gut genug, hoffnungslos, niedergeschlagen" usw., würde die Therapeutin den Dialog einleiten, indem Sie etwas sagt wie:

„Kommen Sie einmal hier herüber. Wie geben Sie ihr das Gefühl wertlos, 2. Wahl, nicht gut genug ... zu sein? Machen Sie das mal."

bzw.

„Was müssten Sie ihr sagen, damit sie sich wertlos, 2. Wahl, nicht gut genug, hoffnungslos usw. fühlt? Machen Sie das mal."

Kommt eine Patientin, nicht zur Ruhe, weil sie sich antreibt, würde die Therapeutin sagen:

„Wie machen Sie das? Sorgen Sie mal dafür, dass sie hier drüben *(zeigt auf den anderen Stuhl)* nicht zur Ruhe kommt. Was sagen Sie ihr?"

Die *Patientin wird eingeladen, das problematische Erleben im Hier und Jetzt zu aktivieren.* Hierbei wird in aller Regel zunächst das sekundär symptomatische, dann das primär maladaptive Gefühl aktiviert.

Kritik konkretisieren

Die Therapeutin wird die Patientin ermuntern, die Kritik so *konkret* wie möglich werden zu lassen. Hierbei sind Beispiele und Erinnerungen sehr hilfreich. Episodische Erinnerungen helfen, emotionale Schemata zu aktivieren.

Kritik konkretisieren

Beispieldialog

Th.: Was konkret werfen Sie ihr vor, was konkret bringt sie nicht auf die Reihe?

Frau L.: Schau dich doch mal an! Was hast du denn vorzuweisen? Du schaffst es einfach nicht diese Beförderung zu bekommen, es ist immer jemand besser als du.

Th.: Es ist immer jemand besser als du? Du bist nie gut genug? ... ist das der Kern? Ist es das, was unter die Haut geht?

Frau L.: Ja ... und ... Du findest einfach keinen Partner, du bekommst es einfach nicht auf die Reihe ...

Th.: Was genau macht sie falsch, oder schlecht ...? Haben Sie ein Beispiel?

Frau L.: Ja. Bei deinem letzten Date ... das war einfach furchtbar! Du sahst aus, wie der letzte Trottel! Du hast keinen zusammenhängenden Satz gesprochen, dir ist kein einziges interessantes Thema eingefallen.

Coach-Split

Dies ist ein wichtiger Punkt im Zwei-Stuhl-Dialog. Die Patientin kritisiert sich dafür, dass sie bei dem Date nervös war, und ihr nichts eingefallen ist. Dies ist aber nicht der Kern der Selbstkritik. Sie kritisiert sich quasi für die Folgen des eigentlichen selbstkritischen Prozesses, ihre Unsicherheit. Dies nennen wir einen „Coach-Split". Ihm zu folgen, führt in der Regel nicht zu den primären maladaptiven Schemata, die wir mit dem Zwei-Stuhl-Dialog transformieren wollen. Die Kernfrage ist jedoch, *wie entsteht ihre Unsicherheit?* Wie passiert es, dass sie nichts sagen kann? Diesem Prozess auf den Grund zu gehen, hilft der Patientin, sich ihrer eigenen Rolle in der Genese ihrer Blockaden und problematischen Emotionen bewusster zu werden und ein Gefühl der Kontrolle zu erlangen.

Beispieldialog

Th.: Das heißt, Sie brachten beim Date kaum ein Wort raus? *(Patientin nickt)* O.k., gehen wir mal zurück in die Situation. Wie machen Sie das? Seien Sie mal die Stimme, die dafür sorgt, dass diese lebendige, gesprächige Anja *(zeigt auf den Stuhl des erlebenden Selbst)* kein Wort herausbringt.

Frau L.: ... Er findet dich furchtbar! Er mag dich nicht, er findet dich nicht attraktiv ... [projizierter Konflikt]

Th.: „Er findet dich furchtbar" ... Warum findet er Sie furchtbar? Was sagt die Seite?

Jetzt ist die Patientin in einer konkreten episodischen Erinnerung, das betreffende emotionale Schema in Verbindung mit den problematischen Verarbeitungsprozessen ist aktiviert. Die Therapeutin hilft nun, aus den konkreten Vorwürfen *zentrale Botschaften* herauszuarbeiten, indem sie jeweils den Vorwürfen folgt, die die höchste affektive Aufladung haben, sodass die einzelnen Kritikpunkte trichterförmig auf bestimmte Kernbotschaften zulaufen

(z. B. „Du bist doch kein Mann.“, „Du bist dumm und hässlich“, „Du bist eine Last!“). Hierbei ist es wichtig, nach und nach die *affektive Haltung* der kritischen Seite (oft Verachtung, Wut, Ekel) in den Ausdruck zu bringen. So zeigte sich beispielsweise, dass sich Menschen mit einer Vulnerabilität für Depression durch Selbstkritik von einer Kontrollgruppe nicht im Inhalt der Selbstkritik oder bezüglich seiner Heftigkeit unterscheiden, sondern in der affektiven Aufladung der Kritik mit Verachtung oder Ekel dem Selbst gegenüber. Diese affektive Haltung der kritischen Seite dem erlebenden Selbst gegenüber gilt es explizit zu machen.

Beispieldialog

Frau L.: Weil du langweilig bist, weil du nicht attraktiv bist, *(wegwischende Handbewegung)*, du hast nichts drauf, du bist nicht sehr schlau, warum sollte der mit dir zusammen sein wollen? *(verächtlicher Gesichtsausdruck)*

Th.: Ah, das ist es, was sie sagt, „Du bist unattraktiv, du hast nichts drauf ... Warum sollte er mit dir zusammen sein wollen ... Du bist nicht liebenswert“ ...? [Vermutung in der Zone nächster Entwicklung]

Frau L.: Ja, du bist nicht liebenswert! *(wegwischende, verächtliche Handbewegung)*

Th.: „Du bist nicht liebenswert!“ ... Und die Haltung hier drüben ist so ... *(spiegelt Mimik und Handbewegung, fördert die Verachtung in der kritischen Stimme zutage)*

Frau L.: ... von oben herab ... verächtlich ...

Th.: Sagen Sie ihr das mal direkt. *(zeigt zur anderen Seite)* Ich ... [Einladung, die Haltung explizit zu machen]

Frau L.: Ich verachte dich, du bist einfach nicht liebenswert für irgendwen.

Emotionale Reaktion aktivieren und differenzieren

Aktivieren, vertiefen, differenzieren

Nun ist es Aufgabe der Therapeutin zu helfen, die affektive Reaktion auf die Abwertung zu aktivieren und das Erleben in Richtung des Kernschmerzes, des primär maladaptiven Schemas von Scham zu vertiefen. Hier ist es enorm wichtig, den emotionalen Kontakt zwischen den beiden Seiten aufrechtzuerhalten. Fällt die Patientin in einen Dialog mit der Therapeutin zurück, geht die affektive Aktivierung schnell verloren.

Zunächst werden in Reaktion auf die Abwertung in aller Regel sekundäre Gefühle, wie z. B. Hoffnungslosigkeit, Resignation, und entsprechende physiologische Reaktionen, wie z. B. Erschöpfung oder Ermüdung, aktiviert. Um den emotionalen Prozess zu vertiefen, greift die Therapeutin in ihren empathischen Reaktionen immer die Anteile des Erlebens der Patientin auf, die *in Richtung primäre Emotion* deuten.

Beispieldialog

Th.: Kommen Sie mal hier herüber *(zeigt auf den anderen Stuhl, Patientin wechselt)*. Was passiert in Ihnen, wenn Sie das hören ... „Ich verachte dich, du hast nichts drauf, du bist nicht liebenswert!"? [spiegelt den Ton und die Haltung der kritischen Seite]

Frau L.: ... *(schüttelt den Kopf)* Ich weiß nicht ... Sie hat Recht. Ich bringe es wirklich nicht ...

Die Patientin stimmt der Kritik zu. Dies ist der Normalfall, und es gilt nun, den Fokus wieder auf das emotionale Erleben zu lenken.

Beispieldialog

Th.: „Sie hat Recht." Sie stimmen ihr zu. *(Patientin nickt)*. Und wie fühlt es sich an, das zu hören, was passiert da in Ihnen?

Frau L.: *(Pause)* ... da zieht sich alles zusammen ... das macht alles so sinnlos ... *(zuckt mit den Schultern, Tränen steigen auf)* [sekundäre Resignation/Hoffnungslosigkeit, das Symptom der Patientin]

Th.: ... dann fühlt sich alles so sinnlos an ... Können Sie ihr das sagen? *(zeigt zur kritischen Seite)* Wenn du so mit mir redest, dann ... [empathische Spiegelung gefolgt von Prozessanleitung]

Frau L.: Wenn du so mit mir redest, dann macht alles keinen Sinn mehr ... dann gibt es keinen Grund mehr, irgendwas zu tun [sekundäre Reaktion, Resignation] ... Dann kann ich auch nichts mehr denken oder sagen, dann möchte ich nur noch zu Hause sitzen [Handlungstendenz von Scham].

Th.: *(mit leiser, vorsichtiger Stimme)* ... Dann möchte ich nur noch zu Hause sitzen ... mich verstecken *(Patientin nickt)* ... unsichtbar sein ... [empathische Vermutung, greift die angedeutete Handlungstendenz des primären Gefühls der Scham auf] Dann fühle ich mich so ... *(Stimme geht an den Satzenden nach unten)*

Frau L: ... so klein und ... wertlos ...

Merke

In diesem Abschnitt zeigt sich das Wechselspiel zwischen empathischem Spiegeln (z.B. „... dann fühlt sich alles so sinnlos an") und Prozessanleitungen („Können Sie ihr das sagen?"), das charakteristisch für alle EFT-Stuhl-Interventionen ist („Follow a reflection with a direction.").

Die Patientin hat nun Zugang zum primär maladaptiven Schema der Scham. Die Therapeutin hilft ihr, dieses Erleben auszudifferenzieren und zu verarbeiten.

Zugang zu Scham fördern

Beispieldialog

Th.: ... klein und wertlos ... und so allein ... [empathisches Spiegeln des primär maladaptiven Gefühls gefolgt von empathischer Vermutung]

Frau L.: *(Patientin nickt, Tränen fließen)* ... Als gäbe es für mich keinen Platz auf dieser Welt.

Th.: ... hmhm ... wertlos und klein, als wäre hier kein Platz für mich ... Das muss so schmerzhaft sein, sich so zu fühlen ... Ich kann sehen, wie Sie zusammensinken. ... so schmerzhaft ... [empathisches Bestätigen] ... hmmhm ... Ist es o.k., noch einen Moment da zu bleiben? Das ist das furchtbare Gefühl, das immer wieder kommt *(Patientin nickt)* [erlebensorientierte Psychoedukation, Fokus der Arbeit wird erlebbar] ..., das Sie so nach unten zieht, ins Dunkel ... [empathisches Evozieren] Können Sie ihr *(zeigt zur anderen Seite)* davon erzählen? [Prozessanleitung]

Frau L.: *(Pause)* Das ist wie in einem dunklen Loch ... ganz tief drinnen in mir ... da bin ich ganz allein ...

Th.: *(nickt)* ... ganz allein ... im Dunkeln ... [Empathisches Spiegeln]

Frau L.: Ja, ganz allein, weil keiner etwas mit mir zu tun haben möchte, weil ich schlecht bin ... *(Pause)* ... wie Dreck ... als wäre ich nichts ... und dann möchte ich niemandem mehr unter die Augen treten ...

Th.: ... hmmm ... als wären Sie nichts und dann wollen Sie sich nur noch verkriechen ... natürlich ... Das ist es, was passiert, wenn sie [die kritische Seite] das mit Ihnen macht.

An dieser Stelle wird der Patientin erlebbar gemacht, *wie* der problematische depressive, zurückgezogene *Zustand in ihr erzeugt wird.* Der Prozess wird in der Sitzung aktualisiert und explizit gemacht. Auch wenn dies kontraintuitiv erscheinen mag, ist dies für Patienten ein Aha-Erlebnis, das ein Stück Kontrolle zurück in ihre Hände legt („So läuft das also ab ... Kein Wunder, dass ich mich so niedergeschlagen fühle, nur noch zu Hause sitzen möchte und bei einem Date kein Wort herausbringe.").

Verarbeitung fördern

Bildlich gesprochen ist die Patientin abgetaucht in die Tiefe eines Sees und ist auf dem Grund angekommen. Die Therapeutin hilft ihr, diesen Ort zu explorieren und fördert die Verarbeitung des primär maladaptiven Schemas der Scham, d.h. Aspekte des emotionalen Schemas wahrzunehmen, zu akzeptieren, zu symbolisieren, auszudrücken, zu regulieren und zu reflektieren. Erlebt die Patientin diesen zentralen Schmerz (oft ein vermiedenes, gefürchtetes und schambesetztes Gefühl) nun mit der Therapeutin gemeinsam in einer validierenden, therapeutischen Umgebung, welche Verarbeitung und implizite Regulation fördert, beginnt sich das Schema bereits zu verändern, da neue Informationen aufgenommen und mit abgespeichert werden. Die empathische Validierung des Kernschmerzes ist eine zentrale Voraussetzung für die resiliente Neuorganisation des Patienten. Patienten gelangen zu einem neuen Verständnis ihrer selbst (z. B. „So schrecklich fühlt es sich an, wenn ich so mit mir umgehe. Das ist der Schmerz, der mich seit langem begleitet. Kein Wunder, dass mir vieles schwer fällt und ich mich so oder so verhalte ...").

Häufig ist es nicht so einfach, Zugang zum primär maladaptiven Erleben zu erlangen. Manchmal beginnen Patienten sich unmittelbar in Reaktion auf die Kritik zu verteidigen, sich abzugrenzen (z. B. „Das stimmt so einfach nicht!"). Hierbei handelt es sich in der Regel um sekundären reaktiven Ärger, der sich durch die Frage nach der Stimmigkeit meist auflöst, z. B.:

„Das stimmt überhaupt nicht!" ... „Passt das, fühlt sich das stimmig an, zu dem, wie es Ihnen gerade innerlich geht?"

Stecken bleiben

Häufig bleiben Patienten auch in Reaktion auf die Kritik in sekundären Emotionen wie Hoffnungslosigkeit, Hilflosigkeit oder Verzweiflung „stecken", ein Vertiefen ist schwer möglich. Hier hat sich folgendes Vorgehen als hilfreich erwiesen: Die Therapeutin kann die Patientin fragen, was sie vom kritischen Teil bräuchte (z. B. „Ich brauche, dass du aufhörst, mich so fertig zu machen."). Hierbei handelt es sich nicht um das tiefe, dem maladaptiven Schema inhärente, adaptive Bedürfnis, sondern um ein „vorläufiges Bedürfnis", das hilft, den Dialog zu strukturieren oder zu vertiefen. Nach Äußern des vorläufigen Bedürfnisses lässt die Therapeutin auf die kritische Seite wechseln, z. B.:

„Was sagt diese Seite, wenn sie hört und sieht, wie es Anja geht, und wenn sie hört, dass sie braucht, dass Sie hier drüben einfach mal still sind?"

Die kritische Seite wird das Bedürfnis in der Regel wegwischen, und die Therapeutin hilft der Patientin nun, die meist heftig gewordene Kritik sowie verächtliche Aufladung auszudrücken. Wenn dann wieder in den Stuhl des erlebenden Selbst gewechselt wird, ist die emotionale Aktivierung deutlich höher und der Zugang zum primären Erleben leichter herzustellen. Dies mag kontraintuitiv sein, weil das Gefühl entsteht, das Leid des Patienten zu erhöhen. Im Kern ist das Leid aber ohnehin vorhanden und wird durch Vermeidung nur vergrößert.

Zugang zu Bedürfnissen ermöglichen und resilientes Erleben fördern

Berechtigung der Bedürfnisse fördern

Wurde das maladaptive Erleben ausreichend validiert, exploriert und ausdifferenziert, gilt es, die mit dem primär maladaptiven Schema verbundenen frustrierten/verletzten Bedürfnisse zu mobilisieren. Im Falle der Scham sind dies beispielsweise Wertschätzung, Bestätigung, liebevolle Zuwendung oder Unterstützung. Es gilt, diese *Bedürfnisse herauszuarbeiten* und dem kritischen Anteil gegenüber *auszudrücken.*

Ein Gefühl der Berechtigung zur Erfüllung des Bedürfnisses soll gefördert werden. Dabei kommt häufig bereits resilienteres Erleben in Form von *Abgrenzung* auf. Die Patientin beginnt, sich vom Grunde des Sees abzustoßen und wieder nach oben zu steigen. Die Therapeutin greift kleinste verbale und non-verbale Anzeichen resilienteren Erlebens/primär adaptiver emotionaler Reaktionen auf und unterstützt diese.

Beispieldialog

Th.: Können Sie ihr *(zeigt auf die kritische Seite)* sagen, was Sie eigentlich von ihr brauchen?

Frau L.: Was ich von ihr brauche? ... Ich brauche von dir, dass du mich nicht immer so fertig machst ... *(mit schwacher Stimme),* dass du es nicht noch schlimmer machst ... mich unterstützt ...

Th.: ... dass du aufhörst, mich fertigzumachen und mich unterstützt? *(Patientin nickt) (mit etwas bestimmterer Stimme)* ..., dass du in meinem Team bist? *(Patientin nickt)* Können Sie ihr das sagen?

Frau L.: Ja, ich brauche dich in meinem Team. Dass du mir sagst, dass ich nicht wertlos bin.

Th.: Dass du mir sagst, dass ich nicht wertlos bin! Ist das stimmig? *(Patientin nickt)* Können Sie ihr das nochmal sagen, mit der Energie, die zu Ihrem Erleben passt? [Therapeutin fördert kongruenten Ausdruck primäreren Erlebens]

Frau L.: *(mit stärkerer Stimme)* Ich brauche, dass du mir sagst, dass ich nicht wertlos bin! [aufkommende primär adaptive Abgrenzung in der Stimme]

Th.: Wie fühlt es sich an, während Sie das sagen?

Frau L.: Irgendwie noch unsicher, aber auch stimmig ...

Th.: Fühlen Sie dieses „stimmig“ im Körper? *(Patientin nickt)* Können Sie mal Ihre Hand dorthin legen und von diesem festeren Gefühl aus sprechen.

Frau L.: *(legt ihre Hand auf den Bauch)* Ich will, dass du mich unterstützt, dass du mir Mut zusprichst! Dass du mir nicht in den Rücken fällst *(Pause) ... (Stimme wird fester)* das ist wirklich das Letzte ... Lass mich in Ruhe! [primär adaptiver Ärger]

Th.: Sagen Sie ihr das nochmal. [Fördern des primär adaptiven Gefühls]

Frau L.: Lass mich in Ruhe! Hör‘ auf, mich so fertig zu machen!

Th.: Was wollen Sie von ihr? [Unterstützen des Bedürfnisausdrucks und des Gefühls der Berechtigung]

Frau L.: Ich will, dass du mich unterstützt, dass du mir sagst, dass ich nicht wertlos bin!

Th.: ..., dass du mir sagst, dass ich nicht wertlos bin! ..., dass ich wertvoll bin! Ich bin wertvoll. [empathische Vermutung in der Zone nächster Entwicklung] *(Patientin zögert)* ... nicht ganz stimmig? Können Sie es so sagen, dass es für Sie passt?

Frau L.: *(Pause)* Ich bin nicht wertlos! ... nein, es passt schon ... ich bin wertvoll, ich bin ein guter Mensch. [aufkommender primär adaptiver Stolz]

Th.: Ich bin ein guter Mensch!

Frau L.: Und entweder du unterstützt mich, oder du hältst die Klappe! [primär adaptive Abgrenzung]

Die Therapeutin unterstützt den Ausdruck des Bedürfnisses nach Wertschätzung, den primär adaptiven Ausdruck von aufkommendem Stolz und Abgrenzung und lässt dann die Stühle wechseln. Die kritische Seite wird nun evtl. nochmal zum „Gegenschlag ausholen", dann wechselt der Dialog noch einmal hin und her, bis die kritische Seite weicher wird.

Weicher werden der kritischen Seite

Mit dem weicher Werden der kritischen Seite beginnt die *Integrationsphase.* Ziel ist es, Bedürfnisse und Gefühle der erlebenden Seite mit Werten und Standards bzw. protektiven Anliegen der kritischen Seite in Einklang zu bringen. Abgesehen von Ausnahmen (siehe Kontraindikationen) besteht das therapeutische Ziel nicht darin, die kritische Seite „loszuwerden" oder zum Schweigen zu bringen. Meist liegen ihr Werte und Standards (z. B. „Ich möchte, dass du ein guter Vater bist.", „Ich möchte, dass du deine Arbeit verantwortungsvoll erledigst.") zugrunde, die es zu bewahren, oder protektive Anliegen bzw. Angst (z. B. „Ich möchte dich davor bewahren, dass du wieder so bloßgestellt wirst wie schon einmal.", „..., dass du wieder so am Boden zerstört bist, wie damals."), die es zu beruhigen gilt.

Mitgefühl

Wird der kritische Anteil *im Angesicht des Schmerzes* des erlebenden Anteils und dem Ausdruck der verletzten Bedürfnisse weicher, so fördert die Therapeutin den Ausdruck des aufkommenden Mitgefühls. An dieser Stelle ist es hilfreich, den kritischen Anteil danach zu fragen, was er/sie fühlt.

Beispieldialog:

Th.: Kommen Sie einmal hier herüber *(zeigt auf den anderen Stuhl).* Was sagt diese Seite hier, wenn sie sieht, wie sehr Anja leidet, wie sehr sie es braucht, dass Sie in ihrem Team sind, ihr sagen, dass sie wertvoll ist? [kurze Zusammenfassung, um die emotionale Aktivierung zu halten]

Frau L.: *(Pause)* Das will ich so nicht ... *(Therapeutin macht Geste in Richtung erlebender Seite)* Ich will nicht, dass es dir so schlecht geht, dass du dich fühlst wie Dreck ... [Weicher werden der kritischen Seite]

Th.: ... Ich will nicht, dass es dir so geht ... es tut mir leid ...? [empathisches Vermuten in Richtung Mitgefühl]

Frau L.: Ja, es tut mir leid! [primär adaptives Mitgefühl]

Th.: „Es tut mir leid" ... Das ist wichtig, sagen Sie das nochmal.

...

Th.: Und was sagen Sie, wenn Sie hören, was sie hier drüben von Ihnen braucht?

Frau L.: ... Ich weiß nicht, wie ich dich unterstützen kann, wie ich in deinem Team sein kann. Ich weiß nicht, ob ich dir sagen kann, dass du wertvoll bist.

Th.: Heißt das, ich will dich gerne unterstützen, aber ich weiß nicht wie?

Frau L.: Ja.

Th.: Dann sagen Sie ihr das. .... „Ich will dich unterstützen ..."

Frau L.: Ich will dich unterstützen, ich will in deinem Team sein.

Hat die Patientin dies nun ausgedrückt, ist ein guter Zeitpunkt, die Stühle zu wechseln und das *Mitgefühl zu empfangen.*

Th.: Wie fühlt es sich an, das zu hören? Können Sie es in sich aufnehmen?

Es ist wichtig, dieses positive, primär adaptive Gefühl im Körper zu verankern. Manchmal wird die kritische Seite in Richtung Angst weicher, d.h. es wird etwas im Sinne von „Wenn ich dich in Ruhe lasse, dich nicht mehr gängele etc., dann wird XY passieren." ausgedrückt. Diese Angst gilt es in den Ausdruck zu bringen (z.B. „Können Sie ihr das sagen: ‚Ich habe Angst, wenn ich nicht mehr da bin/dich in Ruhe lasse, dann ...'" etc.). Hier wird die Funktionalität der Selbstkritik als Schutz deutlich. Ein solcher Verlauf ist z.B. bei sozialen Ängsten sehr häufig. Wird die kritische Seite nicht weicher, kann es auch hilfreich sein, direkt nach Angst zu fragen, da diese manchmal nicht spontan geäußert wird. In unserem Beispiel sagt die Patientin beispielsweise: **Angst**

Beispiel:

Frau L.: Wenn ich dich nicht mehr warne und dich einfach machen lasse, dann machst du dich zum Affen, dann öffnest du dich und wirst fallen gelassen, und es wird so weh tun, dass du es nicht aushältst. Nochmal hältst du das nicht aus!

Das Kräfteverhältnis dreht sich dann in der Regel um, und das erlebende Selbst beginnt den kritisch/ängstlichen Anteil zu beruhigen. Manchmal ist es jedoch notwendig, Arbeit an traumatischen Erlebnissen zwischenzuschalten, bevor ein Kompromiss gefunden werden kann.

Verhandeln eines Kompromisses, Integration

Kompromiss finden

Wurde das Mitgefühl der kritischen Seite aufgenommen, kann die Therapeutin ein Verhandeln der beiden Seiten unterstützen, indem sie die erlebende Seite ausdrücken lässt, wie sie sich konkretes Verhalten der anderen Seite vorstellt:

Beispieldialog

Th.: Wenn Sie hören, „ich will dich unterstützen", wie kann sie Sie unterstützen? Was wollen Sie ganz konkret von ihr?

Frau L.: Ich will, dass du mich einfach in Ruhe lässt, dass du ganz still bist.

Darauf wird die vormals kritische Seite wieder reagieren:

Frau L.: *(auf kritischer Seite)* Ich kann dich nicht komplett in Ruhe lassen. Ich will nicht, dass du die Dinge schleifen lässt, ich will, dass du gut bist. Und ich will auf dich aufpassen können. Ich möchte ab und zu etwas sagen dürfen.

Es kommt zwischen beiden Seiten Schritt für Schritt zu einem Kompromiss. Werte und Standards und/oder protektive Anliegen auf der einen Seite und primär adaptive Gefühle und Bedürfnisse auf der anderen Seite werden *integriert*. Abgeschlossen ist die Aufgabe dann, wenn es zu einem Ausgleich zwischen beiden Seiten kommt, und das Ergebnis für den Patienten stimmig ist.

Reflektieren, kohärentes Narrativ schaffen

Wie nach jeder emotionsaktivierenden Arbeit ist es auch nach Abschluss dieser Intervention wichtig, das Erlebte zu *reflektieren, neue Bedeutungen herauszuarbeiten* (z.B. „Mir ist klar geworden, dass ...", „Kein Wunder, dass es so schwierig für mich ist/dass immer XY passiert ...") und diese in ein *kohärentes Narrativ* einzuflechten.

Es wird gemeinsam reflektiert, was in der Stunde geschehen ist, ein Zusammenhang mit der gemeinsamen Fallformulierung hergestellt (siehe unten) und überlegt, wie es in der Therapie und im Alltag weitergehen kann. Daraus lassen sich dann auch *Hausaufgaben* ableiten, wie beispielsweise, diesen inneren Dialog im Alltag zu beobachten, mit dem kritischen Selbstanteil in aktiven Dialog zu treten und sich abzugrenzen. Die Patientin wird ihre Erfahrungen dann in die nächste Stunde mitbringen und evtl. kann die Arbeit an diesem Verarbeitungsproblem wieder aufgenommen werden, v.a. dann, wenn eine Abgrenzung im Alltag noch nicht gelingt.

Nicht selten kommt es jedoch vor, dass ein selbstkritischer Konflikt nicht innerhalb einer Stunde aufgelöst werden kann, auch wenn rechtzeitig, also früh in der Therapiestunde mit der Intervention begonnen wurde. Häufig kommt der Patient innerhalb einer Stunde in Kontakt mit primär maladaptiver Scham, aber noch nicht zu Abgrenzung, bevor eine Stunde dem Ende zu geht. Um den Prozess auch hier zu einem runden Ende zu bringen, lässt der Therapeut das erlebende Selbst sein Bedürfnis äußern (z. B. „Ich brauche einfach einmal Ruhe, dass du mich in Frieden lässt."), um dann zu wechseln und zusammenfassen zu lassen, was die kritische Seite gehört und gesehen hat (z. B. „Ich habe gesehen, dass es dich total fertigmacht, was ich sage. Dass du dich wertlos fühlst, wie Dreck. Und ich habe gehört, dass du von mir brauchst, dass ich dich in Ruhe lasse, dich in Frieden lasse."). Dann lässt der Therapeut zurück auf die Seite des erlebenden Selbst wechseln und fragt, wie es sich anfühlt, das zu hören (z. B. „Ich fühle mich immer noch total schlecht, aber irgendwie ist es gut, dass er es gehört hat.") und ob die Seite noch etwas sagen möchte, bevor für heute geendet wird. Wichtig ist es nun, das Erlebte einzuordnen, damit der Patient sehen kann, wo er steht und wie es im Prozess weitergeht. Hat der Patient in der Stunde erlebt, wie er ein Symptom (z. B. Niedergeschlagenheit, Erschöpfung, Resignation) innerhalb weniger Minuten in der Sitzung durch Selbstkritik aktivieren kann, so ist dies meist ein Aha-Erlebnis. Es verbessert das Verständnis der Problematik und erhöht das Gefühl von Kontrolle über die eigenen Prozesse. Oft erleben Patienten depressive Symptome dann nicht mehr, als würden sie „vom Himmel fallen". Hat der Patient in der Stunde Zugang zu Scham erhalten und konnte diese ausdrücken und in Worte fassen, so ist auch dies ein wichtiger Schritt im Veränderungsprozess. Ein tiefes, schmerzliches, oft vermiedenes Gefühl von Scham in einer validierenden, empathischen therapeutischen Beziehung zu erleben, ermöglicht eine korrigierende Erfahrung und ermöglicht verbesserte Verarbeitung und Regulation. Patienten kommen zu einer größeren Akzeptanz ihrer Selbst (im Sinne von: „Kein Wunder, dass ich mich so oder so fühle"). Das primär maladaptive Gefühl beginnt, sich so bereits zu verändern. Es ist also wichtig, diese Punkte herauszuarbeiten und dem Patienten aufzuzeigen, wo es weitergeht, z. B.:

> „Momentan ist es noch so, dass Sie dieser Seite noch nichts entgegen zu setzen haben, dass Sie sich einfach nur wertlos fühlen. Und genau das bildet den Kern dieses Problems, dieses Gefühl, wertlos zu sein. Aber genau daran arbeiten wir, daran diese Seite zu stärken, sodass sie sich wehren kann, und sich etwas verändert."

Kontraindikationen

Täterintrojekt, fehlende Eigenempathie

Kontraindikationen für den Einsatz des Zwei-Stuhl-Dialogs bei selbstkritischen Prozessen sind neben den allgemeinen Kontraindikationen, die wir oben aufgeführt haben, folgende: Basiert der innere Kritiker auf einem *Täterintrojekt* (z. B. nach Missbrauchserfahrungen), kann er nicht weicher werden. Dann geht es nicht um die Integration von Selbstanteilen, sondern um die Abgrenzung von der destruktiven Täterrepräsentanz.

Auch wenn eine Patientin (noch) *keinerlei Eigenempathie* hat, kann der kritische Selbstanteil nicht in Mitgefühl weicher werden (z. B. bei narzisstischen Persönlichkeitsstörungen oder komplexen Traumatisierungen). In solchen Fällen ist es hilfreich, zunächst am Aufbau von Selbstmitgefühl zu arbeiten (z. B. über die therapeutische Beziehung, durch Leere-Stuhl-Arbeit und mithilfe von Selbsttröstungsdialogen).

Abgrenzung zur Leeren-Stuhl-Arbeit

Eine Frage, die häufig in der Arbeit mit selbstkritischen Prozessen auftaucht, ist folgende: Was tue ich, wenn die kritische Stimme auf einmal zu einem Elternteil wird, d. h. auf der kritischen Seite ein Elternteil spricht? Patienten weisen darauf hin, indem sie beispielsweise sagen „Jetzt höre ich meine Mutter sprechen." oder „Jetzt bin ich mein Vater". Befinde ich mich dann automatisch in einer Leeren-Stuhl-Arbeit? Die generelle Antwort lautet: nein. Selbstkritische Stimmen basieren häufig auf erlernten Bewertungen. Patienten führen diese Bewertungen aber in sich selbst fort, müssen also auch eine Lösung in der Auseinandersetzung mit einem Selbstanteil finden. Es handelt sich weiterhin um eine Selbst-Selbst-Interaktion mit dem Ziel der Abgrenzung und Integration.

Selbst-Selbst Interaktion

Das Aufgabenlösungsmodel ändert sich also nicht, auch wenn aus der kritischen Stimme eine Bindungsperson spricht. Mit einer *Ausnahme:* Tritt im erlebenden Selbst eine *Sehnsucht* nach Befriedigung eines frustrierten Bedürfnisses durch die Bindungsperson auf der kritischen Seite in den Vordergrund, wechselt das Lösungsmodel hin zu einem Leeren-Stuhl-Dialog für einen unabgeschlossenen Prozess (vgl. Kapitel 4.4.3). Patienten werden in solchen Situationen Sätze äußern wie: „Ich wünsche mir so sehr, dass du mir *einmal* sagst, dass du stolz auf mich bist/auf meiner Seite bist/mich unterstützt" usw. Das Äußern einer unerfüllten Sehnsucht stellt einen Marker für einen unabgeschlossenen Prozess dar und der Therapeut weiß nun, dass ein anderes Lösungsmodell Gültigkeit hat.

Ausnahme

4.4.3 Leerer-Stuhl-Dialog für unabgeschlossene Prozesse

Unabhängig vom Störungsbild leiden viele Patienten unter überdauernden aversiven Gefühlen gegenüber zentralen Bezugspersonen, die in aktuellen Beziehungen aktiviert werden und zu symptomatischen emotionalen Reaktionen und zu dysfunktionalem (interpersonellem) Verhalten führen. Der Leere-Stuhl-Dialog bietet hier ein wirkungsvolles Instrument zur Veränderung dieser Prozesse. Die Art und Weise, wie wir sie hier beschreiben, eignet sich besonders für Erfahrungen von Vernachlässigung, Verlassenwerden, Verlust, Abwertung, Ablehnung usw. durch zentrale Bezugspersonen. Aber auch in der Verarbeitung traumatischer Erfahrungen kommt die Leere-Stuhl-Arbeit zur Anwendung.

Emotionales Verarbeitungsproblem

Durch wiederholte oder intensive Frustration zentraler identitätsbezogener und bindungsbezogener Bedürfnisse (z. B. durch Abwertung, Vernachlässigung, Verlust, Gewalt, Missbrauch usw.) im Aufwachsen einer Person bilden sich primär maladaptive Schemata von beispielsweise Scham, Angst oder Traurigkeit über Verlassenheit/Einsamkeit aus. Diese maladaptiven kognitiv-affektiven Schemata können in ähnlichen Situationen (z. B. in aktuellen Beziehungen) wieder aktiviert werden. Als dysfunktionaler Regulationsversuch legen sich meist sekundäre Emotionen darüber. Auf diese Weise ist das primäre Erleben nicht mehr zugänglich und kann nicht verarbeitet werden.

Dysfunktionale Regulationsversuche

Im Erleben der Patienten dominieren sekundäre Gefühle, wie Resignation, Groll, sekundäre Wut, Verzweiflung oder Hoffnungslosigkeit in Verbindung mit dysfunktionalem Verhalten. Kinder, deren Bedürfnisse frustriert oder deren Integrität verletzt wird, erleben sich meist als ursächlich für die Bedürfnisfrustration, also als defekt oder defizitär. Sie verlieren ihr Gefühl der Berechtigung zur Erfüllung wichtiger Bedürfnisse (z. B. nach Liebe, Intimität, Verbundenheit, Schutz, Unterstützung, Wertschätzung) und diese verschwinden nicht selten gänzlich von ihrer inneren Landkarte oder die Patienten *versuchen ihre Bedürftigkeit zu vermeiden*. Sie mögen zwar noch um ihre Bedürfnisse wissen, diese organisieren sie aber nicht zu adaptivem Handeln im Sinne ihrer Befriedigung. Der *Zugang zu primär adaptivem Erleben* von Trauer um Verlorenes oder nie Erfahrenes, Selbstmitgefühl, Stolz oder primär adaptivem, selbstbehauptendem Ärger ist *verstellt*.

Intervention

Mithilfe der empirisch validierten Intervention Leere-Stuhl-Arbeit werden zugrunde liegende primär maladaptive Emotionen transformiert, indem primär adaptives Erleben zugänglich und nutzbar gemacht wird (vgl. Abbildung 6). Es zeigte sich, dass die Mobilisierung von frustrierten Bedürfnissen und ein Gefühl der Berechtigung, diese erfüllt zu bekommen, die Brücke von maladaptivem zu adaptivem Erleben bilden. Es wird quasi eine neue emotionale Antwort auf ein altes Problem gebahnt. Am Ende des Prozesses steht eine veränderte Sicht des Selbst (z. B. als stärker, wertvoll, berechtigt, intakt) und des anderen (z. B. als schwächer, mit Fehlern behaftet, defizitär). Nicht selten können unerfüllte Bedürfnisse losgelassen und dem anderen erfahrenes Leid vergeben werden.

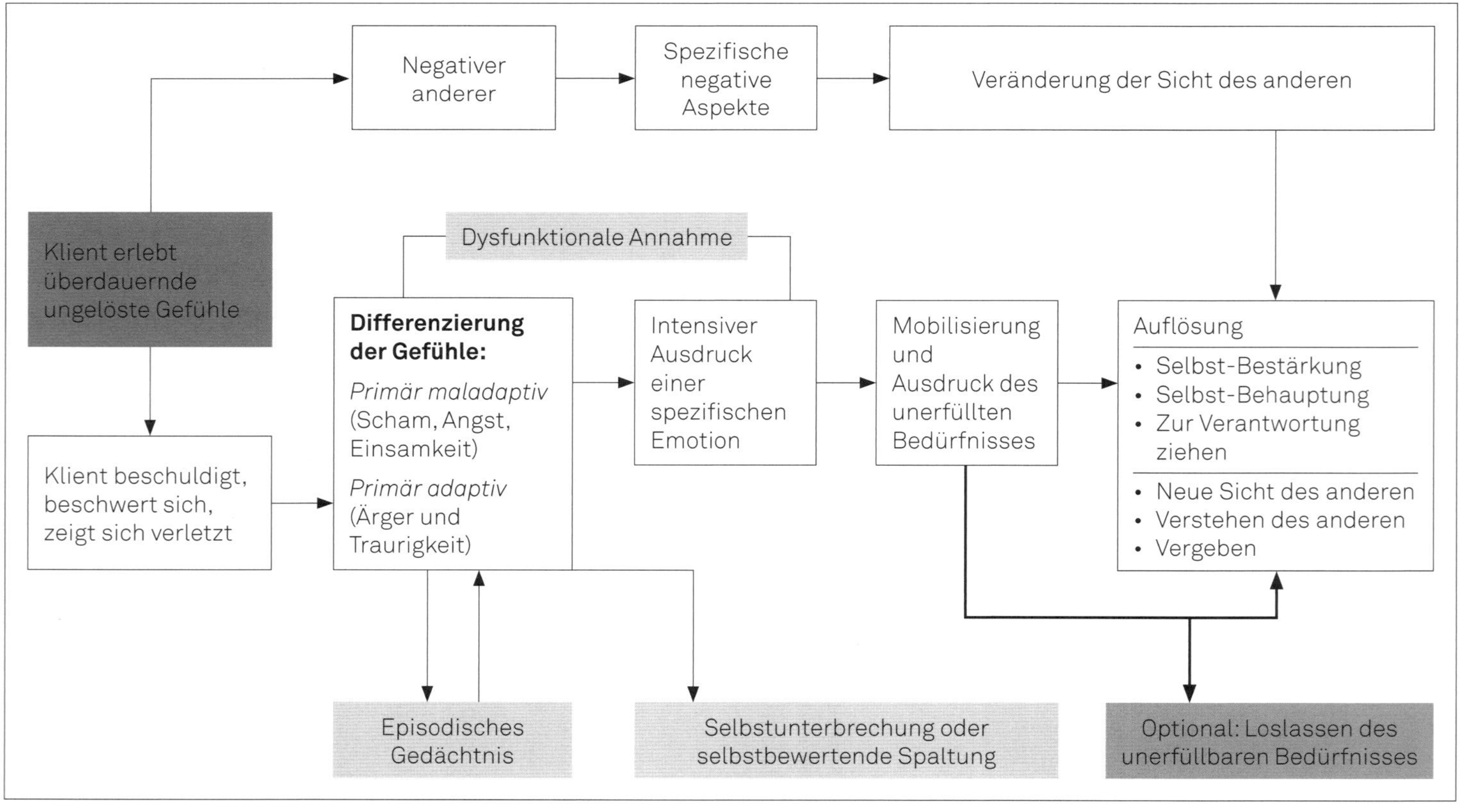

Abbildung 6: Die Auflösung unabgeschlossener Prozesse (adaptiert von Elliott et al., 2007)

Marker für einen unabgeschlossenen Prozess sind definiert als:

1. Ein Patient erlebt überdauernde, ungelöste Gefühle (z. B. Scham, Angst, Groll, Ärger, Verletzung).
2. Die Gefühle beziehen sich auf einen entwicklungsgeschichtlich bedeutsamen anderen (z. B. Elternteil, Großeltern, (Ex-)Partner, Geschwister).
3. Die Gefühle werden im Hier und Jetzt der Sitzung erlebt.
4. Adaptive emotionale Reaktionen wie Ärger oder Traurigkeit sind nicht bewusst zugänglich/symbolisiert. Primär maladaptive Emotionen (z. B. Angst, Scham) oder sekundäre Gefühle wie Resignation oder anklagender, sekundärer Ärger stehen im Vordergrund.

Fallbeispiel

Als Fallbeispiel beschreiben wir Ausschnitte aus der Therapie mit Herrn T., einem 48-jährigen Installateur, der mit einer Generalisierten Angststörung (Beginn nach Geburt des ersten Kindes vor acht Jahren) in die Therapie kommt. In der Biografie fanden sich Erfahrungen von Vernachlässigung und massiver Überforderung. Bei Herrn T. sah der Marker für einen unabgeschlossenen Prozess folgendermaßen aus:

Herr T.: Ich weiß, dass es mir nichts mehr ausmachen sollte, aber ich rege mich immer wieder auf, wenn sie [die Mutter] mich anruft. Da ist einfach überhaupt kein Interesse da. Wenn ich was von mir erzähle, irgendwas, was mich beschäftigt – ich könnte es auch der Wand erzählen, als würde sie es nicht hören. Das ist so wahnsinnig frustrierend!

Einstieg in den Leeren-Stuhl-Dialog

Zunächst gilt es zu betonen, dass es sich beim Leeren-Stuhl-Dialog *nicht um ein Rollenspiel handelt*. Den Patienten soll klar sein, dass sie nichts von dem in der Sitzung Ausgedrückten jemals in der Welt ausdrücken müssen, wenn sie nicht wollen. Die „Realität" soll (erstmal) draußen bleiben! Es geht um die Exploration und die Veränderung subjektiven Erlebens, nicht um das Einüben neuer Verhaltensweisen. Dies zu Beginn deutlich zu machen, erleichtert es den Patienten, sich auf die Arbeit einzulassen. Der Therapeut spiegelt den Marker wider und schlägt einen Leeren-Stuhl-Dialog vor:

„Ja ich höre, wie Sie das aufregt. Und es ist ja nicht das erste Mal, es wiederholt sich immer wieder. Es scheint wichtig zu sein, dass wir daran arbeiten, damit sich in Ihnen etwas ändern kann, damit es nicht jedes Mal wieder so weh tut. Wäre es okay, wir probieren etwas aus, und ich helfe Ihnen dabei?" *(Patient nickt)*

Wie beim Zwei-Stuhl-Dialog gilt auch hier: So viel einleitende Erklärung wie nötig und so wenig wie möglich. Ausführliche Erklärungen über den Ablauf des Dialoges, bergen die Gefahr, Patienten aus ihrem unmittelbaren Erleben herauszuholen und können Angst und Widerwillen erzeugen. Daher ist es wichtig, zügig in den Dialog einzusteigen und an relevanten Stellen immer wieder Erklärungen in den Prozess einzuflechten. EFT-Therapeuten sind transparent in dem was sie tun, achten aber zugleich darauf, Patienten durch abstrakte Wissensvermittlung nicht in ihrem Erlebensprozess zu behindern.

Stuhl-Arbeit ohne Stühle

Aktiviert Stuhl-Arbeit in einem Patienten grundsätzlich zu viel Angst oder Scham, ist es vorzuziehen, Stuhl-Arbeit ohne Stühle (Paivio & Pascual-Leone, 2010) durchzuführen. Die einzelnen Schritte im Lösungsprozess, die wir im Folgenden darstellen, bleiben jedoch die gleichen.

Der Therapeut zieht nun einen dritten Stuhl heran und platziert ihn in einem für den Patienten angenehmen Abstand direkt gegenüber. Er bittet den Patienten, sich seine innere Repräsentation der Mutter auf dem anderen Stuhl vorzustellen.

> „Wir alle tragen unsere wichtigen Bezugspersonen mit uns, in uns herum. Können Sie die Mutter in Ihrem Kopf, die Mutter, die sich nicht interessiert, da auf den Stuhl setzen? Sich vorstellen, dass sie da sitzt?"

Der Therapeut kann die lebendige Vorstellung des anderen unterstützen, indem er nach Haltung, Aussehen, Blick usw. fragt. Manchmal ist eine visuelle Vorstellung nicht möglich, dann reicht es aus, ein „Gefühl" von der Anwesenheit des anderen auf dem Leeren Stuhl zu haben.

Bedürfnis-frustrierendes herausarbeiten

Ziel ist es, den *bedürfnisfrustrierenden Aspekt* des anderen (den „negativen anderen") auf dem Stuhl lebendig werden zu lassen, um die damit verbundenen maladaptiven emotionalen Schemata zu aktivieren. Der Therapeut hilft nun die emotionale Reaktion auf das Gegenüber zu explorieren und auszudrücken. Um den Dialog ins Laufen zu bringen, ist es hilfreich zunächst alles ausdrücken zu lassen, was kommt.

Beispieldialog

Th.: Was passiert in Ihnen, wenn Sie sie da sitzen sehen?
Herr T: Es macht alles dicht ...
Th.: *Können Sie ihr das sagen:* „Wenn ich dich sehe, macht alles dicht in mir".

Häufig baut es Hürden ab, die Komplexität der Bezugsperson mit ihren positiven Aspekten zu würdigen und zu betonen, dass wir in dieser Arbeit nur mit den bedürfnisfrustrierenden und schwierigen Aspekten in Beziehung treten (z.B. die kritische, abwertende, überforderte, abwesende, angsteinflößende

Mutter). Ist die Botschaft der Bezugsperson (z. B. „Du bist nicht gut genug.“, „Ich lehne dich ab.“, „Ich bin zu schwach für dich.“ usw.) bereits geäußert worden, dann kann die Therapeutin die Patientin gleich dazu einladen, sich diesen „negativen anderen“ im Stuhl gegenüber vorzustellen (z. B. „Können Sie diesen kritischen, überheblichen Vater mal in der Vorstellung da auf den Stuhl setzten?“).

Oft muss die Botschaft aber erst herausgearbeitet werden. Hierzu können wir die Patientin bitten, den Stuhl zu wechseln und den anderen in seinen negativen Aspekten spielen zu lassen (z. B. „Seien Sie mal der Teil Ihrer Mutter, der nicht für Sie da war.“, „Seien Sie mal der Teil Ihres Vaters, von dem Sie sich abgelehnt gefühlt haben.“). Auf diese Weise wird die Stimulusqualität des anderen erhöht und die emotionale Aktivierung nimmt zu. Ist die emotionale Reaktion bereits aktiviert, muss der andere nicht gespielt werden.

Da in unserem Beispiel der Patient in einem diffusen Gefühl von „dicht“ stecken bleibt, lädt der Therapeut den Patienten ein.

Beispieldialog

Th.: Kommen Sie mal hier herüber. Seien Sie mal diese Mutter, die sich nicht für Sie interessiert. Wie ist die? Können Sie sie mal spielen? *(Patient wechselt den Stuhl)*

Herr T.: Die würde jetzt einfach so erzählen, mich voll labern ... „Also die Ingrid, weißt du, was die erzählt hat, also ...“ Blablabla.

Th.: D.h. sie würde einfach so über Sie hinwegreden?

Herr T.: Ja, so drüber weg. Ist dann auch egal, ob ich da bin oder nicht.

Th.: Können Sie ihr das mal sagen? *(Patient zögert)* So würde sie das nicht sagen, richtig? *(Patient nickt)* Sie würde das nicht sagen, aber irgendwie ist das die Botschaft, die bei Ihnen ankommt. Das, was so unausgesprochen rüberkommt?

Herr T.: Ja, das ist die Botschaft. ... Es ist egal, ob du da bist oder nicht. Ich interessiere mich nicht für dich.

Th.: „Ich interessiere mich nicht für dich, es ist egal, ob du da bist“ ... Ja, schauen Sie mal, ist das die Botschaft, von dem, was sie nicht sagt?

Herr T.: Ja. Du spielst keine Rolle für mich ... Ich interessiere mich nur für mich selbst ... Ich bin nicht für dich da.

Unterstützung durch Therapeuten

Fällt es einer Patientin schwer, den anderen zu spielen, unterstützt die Therapeutin, indem sie Vorschläge macht, oder beginnt, die Person so zu spielen, wie die Patientin sie beschrieben hat (sie bleibt dabei natürlich im Therapeuten-Stuhl). Dabei greift sie Aussagen und nonverbale Signale auf und intensiviert diese. Dies reduziert die Scham auf Seiten der Patientin und erleichtert den Einstieg. Aufgabe von Therapeutin und Patientin ist es nun, die implizit im Verhalten und Ausdruck des anderen vorhandenen *Botschaften explizit herauszuarbeiten*. Dabei geht es nicht darum, ob es jemals die Intention des anderen war, eine bestimmte Botschaft (z.B. „Du bist mir einfach nicht die Tochter, die ich haben wollte") zu transportieren, oder ob der andere jemals so etwas gesagt hat (z.B. „Das hätte sie so nie gesagt!" oder „Die würde sich im Grab umdrehen, wenn sie wüsste, dass es so angekommen ist."). Entscheidend ist, dass diese Botschaften bei der Patientin angekommen sind und Teil des maladaptiven Schemas wurden, z.B.:

> „Natürlich hat sie das nie so gesagt und sie wollte vielleicht auch überhaupt nicht, dass das so ankommt. Aber es ist nun einmal so bei Ihnen angekommen. Und leider ist es das, was bei uns ankommt, was uns prägt. Ob das nun beabsichtigt war oder nicht. Könnten Sie es nochmal sagen, so wie es für Sie passt?" ... „Du ..."

Merke

Die Patientin bzw. der Patient wechselt auf den „leeren" Stuhl <u>nur</u>, um ...

1. den bedürfnisfrustrierenden Aspekt des anderen darzustellen, damit auf der erlebenden Seite die zugehörigen primären Gefühle aktiviert werden. Aspekte maladaptiver Schemata (wie z.B. Erinnerungen an Gesten, Gesichtsausdrücke oder Aussagen des anderen) werden gespielt, um die betreffenden Schemata zu aktivieren.
2. zu explorieren, ob sich die Repräsentation des anderen *nach* dem Ausdruck primärer Gefühle und Bedürfnisse (auf der erlebenden Seite) geändert hat.

Emotionale Transformation

Es ist wichtig, darauf zu achten, dass die Patientin beim Wechsel auf den Stuhl des anderen *nicht die Perspektive des anderen* übernimmt. Nur zu häufig blockieren sich Patienten dann in ihren Emotionen, weil sie den anderen „gegen sich selbst" verstehen (z.B. „Er konnte es einfach nicht anders, und er wollte es wahrscheinlich gar nicht. Das kann ich ihm nicht übelnehmen."). Wir fragen also eher in Richtung: „Die Mutter in Ihrem Kopf, diese abweisende, kritische Mutter, wie antwortet die?" Es geht um emotionale Transformation, nicht um Modifikation durch das Generieren von Verständnis.

Wurde die bedürfnisfrustrierende Botschaft des anderen herausgearbeitet, bittet die Therapeutin die Patientin auf den Stuhl des erlebenden Selbst zurück. Es ist immer ein guter Zeitpunkt wieder zurück zu wechseln, wenn der negative andere eine besonders pointierte Aussage gemacht hat. Der Fokus der Exploration liegt nun auf der *emotionalen Reaktion auf die Botschaft* des anderen. Hier gilt wie beim Zwei-Stuhl-Dialog: Wir wollen keine Debatte, sondern kognitiv-affektive Schemata aktivieren, in den Ausdruck bringen und verarbeiten.

Differenzieren und Vertiefen des Erlebens

Die Dynamik der emotionalen Arbeit entfaltet sich im Kontakt zwischen den Stühlen. Geht die Patientin nicht mit dem anderen in Kontakt oder bricht den Kontakt im Dialog ab, schwindet der Zugang zu emotionalem Erleben oder „verpufft“ gänzlich. Daher achtet die Therapeutin darauf, dass sich beide Seiten *direkt ansprechen,* und die Patientin Gefühle in der *Ich-Form* ausdrückt, um die *Verantwortungsübernahme* für das eigene Erleben zu fördern (z.B. bei der Reflexion die Aussage umformulieren: „Du machst mich immer so klein“ in „Wenn du mich so behandelst, fühle ich mich so klein“). Therapeutin und Patientin explorieren gemeinsam die emotionale Reaktion im Angesicht des negativen anderen. Die Therapeutin hilft, aufkommende Gefühle in den Ausdruck zu bringen, und vertieft von sekundärem in Richtung primärem Erleben. Dabei gilt es, stets den jeweils nächsten Schritt zu fördern. Häufig werden zunächst Groll, Resignation, Sarkasmus geäußert, bis primär maladaptive Gefühle (Kernschmerz) von Scham, Angst, Einsamkeit oder Hilflosigkeit ausgedrückt werden können. Hierbei folgen wir dem *Schmerzkompass* hin zum Kernschmerz (vgl. Kapitel 3.3.3). Es gilt nun, der Patientin zu ermöglichen, diese Gefühle in ihrer abgespeicherten Intensität, „ohne Deckel“, voll zuzulassen, auszudrücken und so einer Verarbeitung zugänglich zu machen.

Die Mobilisierung des im Kernschmerz liegenden frustrierten Bedürfnisses bahnt den Weg in Richtung adaptiveren Erlebens. Zu den häufig auftretenden primär adaptiven Emotionen, zählen Ärger, Traurigkeit oder Selbstmitgefühl. Hierbei spielen Ärger und Traurigkeit eine besondere Rolle. Beide haben sich als essenziell für die Lösung der Verarbeitungsaufgabe erwiesen. Sie sind quasi wie Geschwister, die häufig nah beieinander oder nacheinander auftreten. Die eine Emotion bahnt den Zugang zur anderen. Beide gilt es wiederum vollständig in den Ausdruck zu bringen.

Zirkulärer Verlauf

Ein Leerer-Stuhl-Dialog verläuft in der Regel nicht linear, sondern zirkulär. Häufig müssen einige ‚Runden gedreht‘ werden, bis es zur Auflösung der Aufgabe kommt. Die Therapeutin hat die Aufgabe, beständig von sekundären hin zu primären Gefühlen zu vertiefen, auf die emotionale Verarbeitung der Patientin zu achten und diese zu fördern sowie Augen und Ohren für zarte Anzeichen adaptiverer Selbstorganisationen offen zu halten und diese zu unterstützen. Der Einfachheit halber haben wir ein Patientenbeispiel ausgewählt, das einen sehr „geradlinigen“ Verlauf aufweist. Dies ist nicht unbedingt typisch. Die einzelnen Elemente des Dialoges sind aber sehr typisch, weshalb er sich gut zu Lehrzwecken eignet.

Fallbeispiel

Herr T. wechselt nun zurück auf den Stuhl des Selbst, und der Therapeut fragt „Was passiert in Ihnen, wenn Sie das hören?“ Herr T. reagiert mit sekundärem Ärger („Es ist immer das Gleiche! Du interessierst dich nur für dich! Du bist so egoistisch!") und Resignation, Gefühle, die er auch aus den realen Kontakten mit seiner Mutter kennt. Der Therapeut versucht, diese Gefühle in Richtung primärer Emotionen zu vertiefen, was sich als schwierig erweist. Der Therapeut bittet den Patienten daher, sein Bedürfnis der Mutter gegenüber auszudrücken (*„vorläufiges" Bedürfnis,* das hilft, den Dialog zu strukturieren; „Ich wünsche mir einfach, dass du einmal mich fragst und wissen willst, wie es mir geht!"). Wie erwartet, reagiert die Mutter beim Wechsel zurück zum Leeren Stuhl mit „mehr Desselben". So erhöht sich die Stimulusqualität und der Zugang zu primärem Erleben wird beim Wechsel zurück auf die erlebende Seite leichter. Zurück auf dem Stuhl des erlebenden Selbst sagt Herr T. schließlich:

Herr T.: *(mit ruhiger Stimme)* Es ist so, als säße ich vor einer Wand ... Was ich auch tue, da kommt nichts ... vollkommen abgeschnitten ...

Th.: ... vollkommen abgeschnitten ... allein gelassen ... [empathische Vermutung] *(Patient bekommt feuchte Augen)* Und irgendwie berührt das etwas in Ihnen ... [Prozessbeobachtung] *(Pause)* ... Können Sie mal davon erzählen, von diesem schmerzlichen Punkt?

Herr T.: ... das ist ein total unangenehmes Gefühl ... so abgeschnitten, als wäre da niemand ... niemand, der mir hilft ...

Th.: ... So abgeschnitten, also wäre da niemand, der mich unterstützt ... mich auffängt, wenn etwas ist ... vollkommen allein, auf mich gestellt *(Patient nickt)* [Empathisches Spiegeln] Können Sie bei diesem Gefühl bleiben, es ist ein wichtiges Gefühl, ein schmerzlicher Ort. Wenn Sie in diesem Gefühl sind, was kommen da für Bilder ... Erinnerungen ...? [Explorative Fragen]

Episodische Erinnerungen

Episodische Erinnerungen sind wie Türen zu unserem emotionalen Erleben und den idiosynkratischen Bedeutungen, die es für uns hat. Diese Türen gilt es nach und nach zu öffnen, sie ermöglichen uns den Zugang zu primären Emotionen und machen sie einer Veränderung zugänglich. Oft treten Erinnerungen in der Exploration automatisch auf, manchmal muss die Therapeutin danach fragen. Manche Patienten haben kaum konkrete Erinnerungen. Dann arbeiten wir mit *atmosphärischen* Erinnerungen, wie bestimmten Grundgefühlen oder einem Lebensgefühl als Kind.

Herr T. berichtet nun von Erinnerungen an die Zeit als er neun Jahre alt war. Der Vater habe damals in einer anderen Stadt gearbeitet, und die Mutter habe eine Affäre gehabt und sei oft tagelang nicht nach Hause gekommen. Er habe damals für sich und seine kleine Schwester kochen und sorgen müssen.

Beispieldialog

Th.: Können Sie einmal dieser neunjährige Junge sein und ihrer Mutter erzählen, wie das damals für Sie war, wie Sie sich gefühlt haben? [Prozessanleitung]

Herr T.: *(mit leiser Stimme)* Ich habe mich total allein gefühlt, vollkommen überfordert. ... *(Pause) (Stimme wird schärfer)* Ich verstehe es einfach nicht! Wie kann man nur sowas machen?! Wir waren kleine Kinder!

Warum-Fragen

In Leeren-Stuhl-Dialogen treten häufig Warum-Fragen auf (z.B. „Wie konntest du nur?!", „Warum hast du XY getan?", „Warum warst du nicht für mich da?"). Es hat sich als wenig hilfreich erwiesen, dem „Warum" zu folgen. Zumeist ist es ein Ausdruck von Ärger „darüber, dass ...". Daher ist es hilfreich, bei Warum-Fragen in den Ärger hinein zu vermuten (z.B. „Wenn Sie das sagen, klingt es nach ‚Es war nicht okay, dass du ...'. Können Sie ihr das sagen?").

Der Patient berührt kurz primäre Gefühle des Alleingelassen seins, um dann wieder in sekundären Ärger zurückzufallen, seine habituelle Reaktion auf verletzliches Erleben. Wüsste der Therapeut nun, dass dieser Patient nie oder nur sehr selten Zugang zu Ärger der Mutter gegenüber hat und sich immer nur verletzlich oder hoffnungslos organisiert, würde er diesen Ärgerausdruck als einen Veränderungsschritt fördern, auch wenn er noch sekundär ist. Dies ist hier aber nicht der Fall, weshalb der Therapeut bemüht ist, die Aufmerksamkeit auf die verletzlichen Gefühle zu lenken.

Beispieldialog

Th.: Ich höre Ihren Ärger und gleichzeitig ist da viel Schmerz, der sehr wichtig ist, weil er Ihre Wahrheit darüber erzählt, was war. Und weil der Schmerz immer wieder ungewollt aktiviert wird, wenn wir ihm keinen Raum geben [erlebensbezogene Psychoedukation bzw. Rational]. Wäre es okay, Sie erzählen mir davon, wie schwierig das damals war? Sie waren neun oder zehn, richtig?

Herr T.: Ja, ich war in der vierten Klasse. Und ich war total überfordert.

Th.: Ja, seien Sie mal der Junge, geben sie dem mal Worte.

Herr T.: Es war einfach niemand da.

Th.: Können Sie mit ihr sprechen als wären Sie der Neunjährige. „Es ist einfach niemand da ..."

Herr T.: Und ... ich darf niemandem davon erzählen, es darf ja keiner wissen ... *(Tränen steigen auf)*

Th.:	Mhmm, ... das ist schmerzlich ... es ist niemand da ... so allein mit alldem ... [Empathisches Bestätigen]
Herr T.:	Ja, ich fühle mich total allein und ... ich hatte solche Angst ... solche Angst, dass irgendwas passiert, meiner Schwester, oder mir ... es hätte ja keiner gemerkt, es ist ja niemand da ... *(emotionale Stimme)* [primär maladaptive Angst]
Th.:	... solche Angst ... Können Sie ihr davon erzählen? *(zeigt in Richtung Leerer Stuhl)* ... „Ich habe solche Angst ..." [Empathisches Spiegeln gefolgt von Prozessanweisung]
Herr T.:	Ich habe solche Angst ... und ich bin so allein ... als wäre da einfach niemand auf der ganzen Welt, niemand der sich interessiert, der auf mich aufpasst. ...
Th.:	... einfach niemand, der da ist für mich, der mich hält, der mich beschützt ... *(nickt)* Was ist das Schlimmste daran für Sie?

Idiosynkratische Auswirkungen

Es gilt die *idiosynkratischen Auswirkungen* des Verhaltens des anderen auf den Patienten herauszuarbeiten. Dabei kann die Frage „Was war/ist das Schlimmste daran?" hilfreich sein.

Beispieldialog

Herr T.:	Das Schlimmste ist, ... dass ich das Gefühl habe, ich darf keinen Fehler machen, dass dann was passiert, die Angst ... das Gefühl völlig auf mich allein gestellt zu sein ... [primär maladaptive Angst]
Th.:	Als wüssten Sie, wenn ich falle, da ist kein Netz, da ist keiner, der mich auffängt [evokatives Spiegeln] *(Tränen fließen beim Patienten)* ... so allein, so ausgesetzt ... Und es scheint, als spüren Sie etwas von dem auch gerade im Moment ... *(Patient nickt)* ... Ist es okay, hier einen Moment zu bleiben? ... Erzählen Sie ihr mal, wie es ist, sich so zu fühlen. [Empathisches Spiegeln und Prozessanleitung] [Therapeut hilft beim primär maladaptiven Gefühl zu bleiben und dieses zu symbolisieren und auszudifferenzieren]
Herr T.:	*(Pause)* Es ist so ein Druck auf der Brust, so ein inneres Rasen ...
Th.:	So ein Rasen ... so wie ein innerer Sturm ... [Evokatives Spiegeln]
Herr T.:	Ja, so ein Sturm ... so ein rasender Sturm ... so ein Gefühl, ich darf nicht loslassen, ich muss etwas tun, sonst werde ich weggeweht ... so eine ständige Unruhe *(Pause)* ... und gleichzeitig so traurig ...
Th.:	... so unruhig und voller Angst und gleichzeitig so allein und traurig ... [Empathisches Spiegeln mit Fokus auf verletzlichem Erleben]
Herr T.:	Ich hatte immer das Gefühl, die anderen wissen, wie alles im Leben funktioniert, und die haben Jemanden, den sie fragen

können ... aber ich, ich habe niemanden und ich weiß nicht, wie das alles funktioniert ... ich weiß nicht, wie ich das alles schaffen soll *(Patient sinkt in sich zusammen, hat feuchte Augen)* ... Dieses Gefühl in der Brust, das wird mir jetzt bewusst, das habe ich heute noch, das ist das gleiche wie damals ...

Th.: Das muss so hart gewesen sein, so viel Verantwortung, viel zu viel Verantwortung und völlig auf sich alleine gestellt ... Dieser Junge muss so viel Angst gehabt haben, sich so allein gelassen gefühlt haben. *(kurze Pause)* [empathisches Bestätigen] Als der neunjährige Junge, sagen Sie ihr mal, was Sie brauchen. [Prozessanleitung]

Vergangenheit vs. Hier und Jetzt

Gerade in der Leeren-Stuhl-Arbeit sprechen Patienten häufig von vergangenem Erleben. Um maladaptives Erleben verändern zu können, muss es jedoch im Hier und Jetzt aktiviert sein. Häufig geschieht dies automatisch, wenn Patienten in episodische Erinnerungen eintauchen. Wir können Patienten aber auch einladen, *der Junge oder das Mädchen von damals* zu sein und so zu sprechen, als würden sie das Vergangene jetzt erleben. So werden relevante emotionale Schemata aktiviert und können exploriert und bearbeitet werden. Um primär adaptive emotionale Reaktionen zu bahnen, explorieren wir auch, was Patienten fühlen, *während* sie von vergangenem Erleben berichten. Dies kann zum Beispiel Traurigkeit sein, über das, was damals fehlte, und Ärger über das, was stattdessen da war. So werden neue emotionale Antworten im Hier und Jetzt auf das Dort und Damals gebahnt.

Der Patient in unserem Beispiel kann seine primär maladaptiven Gefühle nun recht gut zulassen und sich verletzlich zeigen. Dies ist nicht immer so. Jeglicher Ausdruck primärer Gefühle (adaptiv oder maladaptiv) kann blockiert sein. Können wir eine solche Unterbrechung (z.B. das primäre Gefühl verschwindet, wird nicht erlaubt, unterdrückt, oder der Patient fällt sogleich wieder in sekundäres Erleben zurück) nicht durch Psychoedukation oder Aufmerksamkeitslenkung „umschiffen“, bearbeiten wir die Gefühlsblockade im Rahmen einer Zwei-Stuhl-Inszenierung.

In unserem Beispiel sind Patient und Therapeut nun beim Kernschmerz angekommen, bei der primär maladaptiven Angst, in einer gefährlich erlebten Welt auf sich allein gestellt zu sein, verbunden mit Gefühlen der Einsamkeit. Der Patient kann diese Gefühle voll zulassen, ausdrücken, symbolisieren und ausdifferenzieren. Nun ist ein guter Zeitpunkt, nach dem frustrierten Bedürfnis zu fragen. Der Ausdruck des Bedürfnisses öffnet in aller Regel Türen zu adaptiveren Gefühlen wie zum Beispiel Ärger oder Traurigkeit verbunden mit Selbstmitgefühl.

Ausdruck und Validierung unbefriedigter Bedürfnisse

Validierung unbefriedigter Bedürfnisse

Wann immer in der Leeren-Stuhl-Arbeit primäre Gefühle, ob adaptiv oder maladaptiv, zugelassen und ausgedrückt werden, können auch die damit verbundenen (frustrierten) Bedürfnisse zugänglich gemacht werden. Daher ist es von zentraler Bedeutung, an diesen Stellen nach den Bedürfnissen zu fragen und deren Ausdruck sowie ein Gefühl der Berechtigung zu fördern. In unserem Beispiel konnte der Patient sagen:

Beispieldialog

Herr T.: Ich hätte eine Mutter gebraucht, die da ist ... Es wäre gar nicht so viel gewesen. Einfach da sein ... fragen, wie es in der Schule war ... Essen machen ...

Th.: ... ganz einfache Dinge ...

Herr T.: Ich hätte gebraucht, dass du eine Mutter bist *(Stimme wird stärker)* ... einfach eine Mutter ... es wäre nicht so viel verlangt gewesen. [primär adaptiver Ärger scheint ganz leicht auf]

Der Patient drückt aus, was er gebraucht hätte und beginnt, sich neu zu organisieren. Der Therapeut greift den aufkommenden Ärger auf und fördert ihn durch empathische Reaktionen und Prozessanleitungen.

Beispieldialog

Th.: „Ich hätte einfach eine Mutter gebraucht“, natürlich. Wie jedes Kind eine richtige Mutter braucht, die sich sorgt, die sich kümmert, die sich interessiert *(Patient nickt)* [Validierung des Bedürfnisses]. Sagen Sie ihr mal, was Sie von ihr als Mutter halten. Sagen Sie ihr das mal als Vater. [Patient hat 2 Kinder; Therapeut lenkt Aufmerksamkeit auf den aufkommenden Ärger]

Herr T.: *(mit fester Stimme)* Nichts, ich halte nichts von dir als Mutter! Nichts! Du warst ein Totalausfall! Du hattest die Verantwortung für uns, und du hast einfach so getan, als gäbe es uns nicht. Das war nicht in Ordnung! Ich war noch viel zu klein ... Es wäre dein Job gewesen [primär adaptiver Ärger, Patient grenzt sich ab und beginnt die Verantwortung zurück an Mutter zu geben].

Th.: Ja, sagen Sie ihr das nochmal. „Es war nicht meine Verantwortung, es war deine Verantwortung!“ [Therapeut formuliert in der Zone nächster Entwicklung und unterstützt primär adaptive Selbstorganisation]

Herr T.: *(feste klare Stimme)* Es war nicht meine Verantwortung! Ich hatte keine Verantwortung, ich war nicht schuld, wenn kein Essen da war, oder wenn es Steffi [Schwester] schlecht ging! ... Ich war nicht schuld! Es war deine Verantwortung!

Merke

Kinder haben in der Regel das Gefühl, für die Frustration ihrer Bedürfnisse selbst verantwortlich zu sein. Daher ist der Schritt der *Rückgabe von Verantwortung* an den bedürfnisfrustrierenden anderen und die *„Ent-Schuldigung" des Selbst* ein zentrales Element des Veränderungsprozesses. Therapeuten werden diesen Schritt daher gezielt fördern.

Ent-Schuldigung des Selbst

Beispieldialog

Th.: „Ich war nicht schuld! Es war deine Verantwortung! Ich habe mein Bestes gegeben!" [empathische Vermutung in der Zone der nächsten Entwicklung in Richtung primär adaptiven Stolzes]

Herr T.: Ich habe mein Bestes gegeben, ja, ich war ein guter Junge ... [aufkommender primär adaptiver Stolz]

Th.: Ja, sagen Sie das nochmal ...

Herr T.: Ich war ein guter Junge! Ich habe so viel gemacht ... und geschafft ... [primär adaptiver Stolz, neues positives Selbsterleben und neue Sichtweise des Selbst scheint auf]

Th.: So viel geschafft ... Sagen Sie ihr, was Sie alles geschafft haben. [Therapeut fördert den Stolz]

Herr T.: Ich habe essen gekocht, ich habe eingekauft, ich habe Steffi bei den Hausaufgaben geholfen, ich habe Wäsche gewaschen, und ich habe auch noch aufgepasst, dass ich gut in der Schule bin. Ich bin da rausgekommen, aus eigener Kraft ... Ich war stark!

Th.: Sie waren stark! All das haben Sie geschafft, all das, obwohl Sie ein Kind waren und einfach eine Mutter gebraucht hätten, ein kleiner Junge, der seine Mutter braucht ... der ein Recht darauf hat, dass sich jemand interessiert und um ihn kümmert ... [Empathische Vermutung in Richtung eines Gefühls der Berechtigung]

Herr T.: *(mit Nachdruck in der Stimme)* Ja, ich hätte ein Recht darauf gehabt, wie jedes Kind! [Patient erlangt Zugang zu einem Gefühl der Berechtigung, das frustrierte Bedürfnis erfüllt zu bekommen]

Merke

Aus einem Gefühl der *Berechtigung* und Legitimität heraus Bedürfnisse zu erleben und auszudrücken, ist ein *Schlüsselmoment* und markiert einen wichtigen Schritt im Veränderungsprozess.

Beispieldialog

Herr T.: ... eine Mutter die sich kümmert. .... *(Patient wird still) (Pause)*

Th.: Was passiert gerade?

Herr T.: Er tut mir einfach leid. ... Also, der kleine Junge. Er tut mir ganz einfach leid. [Zugang zu primär adaptivem Mitgefühl]

Der Therapeut unterstützt den Patienten nun dabei, dieses Mitgefühl, sowie andere aufkommende positive Gefühle und Handlungsimpulse (z. B. ihn trösten wollen) dem Jungen gegenüber auszudrücken. Dabei wird dieser an einer Stelle still und sagt:

Beispieldialog

Herr T.: Ich denke gerade an einen Freund, bei dem ich öfter war. Der hatte so eine Mutter ... die hat uns immer was zum Essen ins Zimmer gebracht ... solche Sachen ...

Th.: Und was passiert in Ihnen, während Sie daran denken? *(Pause)* ... es ist irgendwie schmerzlich ...?

Herr T.: Nein, nicht schmerzlich ... irgendwie traurig ...

Th.: ... traurig ... Können Sie dieser Traurigkeit mal Worte geben. Können Sie ihrer Mutter *(zeigt auf leeren Stuhl)* mal erzählen, was Sie vermisst haben? [die Frage nach dem Vermissen fördert das Erleben der primär adaptiven Traurigkeit]

Herr T.: *(atmet tief ein)* Ich habe vermisst, dass sich jemand um mich kümmert.

Th.: ..., dass *du* dich um mich kümmerst ... Können Sie ihr genau sagen, was Sie vermisst haben? [Fördern des direkten Ausdrucks der Traurigkeit im Kontakt mit dem anderen]

Herr T.: Dass du dich interessierst für mich, dass du fragst, wie es in der Schule war, ob ich Freunde habe. Dass du meine Wäsche wäschst. Dass du ganz selbstverständlich da bist und nicht einfach weg, und ich weiß nicht, ob du wieder kommst ... *(hat Tränen in den Augen, schluckt)* ..., dass wir Weihnachten feiern, wie andere Familien auch ... *(Tränen fließen)* [Patient kann primär adaptive Traurigkeit zulassen]

Th.: Da kommt so viel Traurigkeit ... über all das, was nicht war ... *(Patient nickt)* ... die ist sehr wichtig. Können Sie ihr das sagen? „Ich bin so traurig ..."

Herr T.: Ich bin so traurig über all das, was ich nicht hatte ... Geborgenheit ... eine schöne Kindheit ... Ich finde es immer schwer auszuhalten, wenn andere über ihre Kindheit sprechen.

Th.: ... ich werde nie so eine Kindheit gehabt haben ... [empathische Vermutung in der Zone nächster Entwicklung]

Herr T.: Ja, niemand kann mir das zurückgeben *(schluckt)* ... gute Erinnerungen, unbeschwerte Erinnerungen ... das werde ich nie haben *(hat Tränen in den Augen)*.

Th.:	Das ist es, was so traurig ist. Zu spüren, dass das verloren ist, dass mir das keiner zurückgeben kann ... Es fehlt immer noch so sehr ... Als wäre da so eine Leere ...
Herr T.:	So eine Leere, ja, so ein schwarzes Loch ... und immer so eine Angst und gleichzeitig eine Sehnsucht, dass sie sich doch irgendwann interessiert *(Patient nickt).*

Auflösung

Der vollständige Ausdruck primärer Gefühle und zugehöriger Bedürfnisse führt zu einer Veränderung von Selbstschemata und der Sicht des anderen. In unserem Beispiel konnte der Patient primär maladaptive Gefühle der Angst und Einsamkeit, primär adaptive Gefühle des Ärgers, Stolzes, Selbstmitgefühls und der Traurigkeit zulassen und ausdrücken. Er konnte sein Bedürfnis nach Unterstützung und Interesse äußern und sich berechtigt fühlen, dieses Bedürfnis erfüllt zu bekommen. Häufig empfinden Patienten ihre Bedürfnisse als Schwäche und lassen sie daher nicht mehr zu. Durch den Leeren-Stuhl-Dialog werden diese *Bedürfnisse mobilisiert* und der Patient kann sie schließlich *als berechtigt und valide erleben*. Weiterhin konnte unser Beispielpatient seine Mutter *zur Verantwortung ziehen*. Dies ist in vielen Fällen ein zentraler Schritt (v.a. auch bei körperlichem oder emotionalem Missbrauch und/oder wiederholter massiver Abwertung), da er das Gefühl und die Überzeugung der Patienten aufhebt, es sei an ihnen etwas falsch oder nicht richtig gewesen. Der Patient erlebt sich nun im Angesicht der Mutter nicht mehr als schwach und „zu bedürftig“, sondern kann Abgrenzung, Mitgefühl und Stolz empfinden.

Bedürfnisse mobilisieren

Seine *Selbstschemata haben sich verändert,* er erlebt sich im Angesicht des anderen auf eine neue Weise und diesem Erleben entspringt eine veränderte Sicht des anderen. Um eine mögliche *Veränderung der Repräsentation des anderen* explizit zu machen, lässt der Therapeut den Patienten auf den leeren Stuhl wechseln. Allgemein kann man sagen, dass sich die Veränderung der Repräsentation des anderen darin äußert, dass der andere als weniger mächtig oder bedrohlich oder mit Fehlern behaftet gesehen wird. Der Patient könnte den anderen beispielsweise als überfordert und unfähig, jedoch „guten Willens“ und „ohne böse Absicht“ sehen.

Veränderte Sicht des Selbst und des anderen

Der Therapeut unterstützt bei der *Herausarbeitung möglicher positiver Gefühle* im anderen dem Patienten gegenüber (Mitgefühl, Bedauern, Reue, Liebe oder Stolz) und lässt diese in den Ausdruck bringen. Sofern es in der Beziehung auch positive, erfüllende Aspekte gab, werden diese (wieder) zugänglich und in das Bild des anderen integriert. Mögliche Aussagen des anderen in dieser Phase sind Sätze im Sinne von: „Du hast Recht, ich habe wirklich versagt. Ich hätte für dich da sein müssen/dich schützen müssen."; „Ich war einfach belastet/überfordert/in Schwierigkeiten, dafür konntest du nichts. Es hatte nichts mit dir zu tun."; „Es war nicht deine Schuld, es war meine Verantwortung, es lag an mir."; „Du bist stark, ich bin stolz auf dich"; „Du bist gut, und ich sehe das".

Merke

Bei Beziehungserfahrungen, die *Traumata und Missbrauch* miteinschließen, ist Vorsicht geboten; hier geht es weniger um positive Aspekte des anderen, sondern darum, ihn als *weniger mächtig und bedrohlich* zu sehen, beispielsweise als *defekt und/oder krank*. Der andere soll in diesen Fällen nicht *gespielt werden*. Die veränderte Repräsentation des anderen wird im Selbst-Stuhl deutlich, wenn Patienten das Gegenüber als „klein", mickrig", „krank", kaputt", „armselig" usw. erleben.

Wird ein Gegenüber im leeren Stuhl nicht weicher (d.h. er zeigt sich weiterhin unverändert bedürfnisfrustrierend), könnte es sein, dass noch weitere „Runden" notwendig sind. Eventuell wurden nicht alle Aspekte der Botschaft des anderen explizit ausgedrückt oder primäre Emotionen oder Bedürfnisse konnten noch nicht in ihrer Gänze zugelassen oder ausgedrückt werden. In unserem Beispiel reagiert die Mutter folgendermaßen:

Beispieldialog

Th.: Was sagt die Mutter, wenn sie sieht, wie sehr Wolfgang gelitten hat, und wenn sie hört, was er gebraucht hätte, und was er braucht?

Herr T.: *(auf dem Stuhl der Mutter) (kurze Pause)* Es tut mir leid ...

Der Therapeut exploriert nun die aufkommenden Gefühle, die mit diesem spontanem Weicherwerden verbunden sind. In unserem Beispiel drückt die Mutter des Patienten Reue aus und bestätigt dem Patienten, dass sie ihn liebt und ihn nicht alleine lassen wollte. Nun fragt der Therapeut nach ihrer Reaktion auf das ausgedrückte Bedürfnis:

Beispieldialog

Th.: Und wenn Sie hören, dass er sich Unterstützung und Interesse wünscht, was kommt da?

Herr T.: *(Pause)* Irgendwie kommt da nicht viel ... sowas wie, ich weiß nicht so genau, was du von mir willst.

Th.: Ah, so ich weiß gar nicht, was du meinst? Es tut mir leid, dass ich dich alleine gelassen habe und ich liebe dich, aber Unterstützung ...?!

Herr T.: Genau ... das ist irgendwie unvorstellbar für sie ... Ich habe dich wirklich gern, und ich wollte dir nicht so ein Leid zufügen, aber ... Unterstützung, Interesse, ich weiß nicht ... ich kann das nicht.
Th.: *(zeigt auf den Stuhl des Selbst) Kommen Sie mal hier herüber. (Patient wechselt) Was passiert, wenn Sie das hören:* Ich habe dich wirklich gern, und ich wollte dir nicht so ein Leid zufügen, aber Unterstützung ... ich kann das nicht.

Die Repräsentation des negativen anderen hat sich also verändert. Die Mutter kann Mitgefühl und Reue äußern, das Bedürfnis nach Unterstützung und Interesse aber nicht befriedigen. An dieser Stelle kann der Prozess verschiedene Richtungen nehmen. Es wäre gut möglich, dass der Patient in Reaktion auf die Bedürfnisfrustration zurück in Resignation und sekundären Ärger fällt. Er könnte auch mit einem Gefühl von Scham, nicht wichtig zu sein, reagieren, oder aber mit selbstbehauptendem Ärger oder Traurigkeit. In all diesen Fällen geht der Therapeut im Modell wieder zurück und unterstützt die Verarbeitung und den vollen Ausdruck der primären Gefühle und zugehörigen Bedürfnisse, es werden „weitere Runden gedreht". In unserem Falle reagiert der Patient folgendermaßen:

Beispieldialog

Herr T.: *(Pause)* Es fühlt sich an, als wisse sie nicht, wovon ich spreche. Ich habe so ein Gefühl ... zum ersten Mal ... Ich glaube, sie kann das nicht. Sie hat das einfach nicht in sich.
Th.: Und wie ist das für Sie?
Herr T.: So ein Gefühl ... egal was ich auch tue, ich werde das von ihr nie bekommen [primär adaptive Hoffnungslosigkeit, die erlaubt, ein unerfüllbares Bedürfnis gehen zu lassen]. Das hat Garnichts mit mir zu tun, *sie* kann das einfach nicht ...

An dieser Stelle wird klar, dass sich sowohl Selbstschemata (z.B. „Ich war stark und nicht schwach; es war nicht meine Verantwortung."), als auch die Repräsentation der Mutter dahingehend geändert hat, dass sie zwar nun als reumütig und liebend erlebt wird, eine Bedürfnisbefriedigung aber nicht möglich ist. Die innere Repräsentation des Patienten trägt diese Möglichkeit nicht in sich, vermutlich, weil er keine diesbezüglichen Erinnerungen mit ihr hat. Es geht nicht darum, die Repräsentation des anderen hin zu einer idealen Fantasiefigur zu ändern, die alles Erleben bestätigt und jeden Wunsch und jedes Bedürfnis erfüllt. Es wird lediglich ein *ganzheitlicheres Bild des anderen* gebahnt, das daraus entspringt, dass Erinnerungen wieder neu zugänglich gemacht werden. Entscheidend ist, dass sich der Patient *im Angesicht der Bedürfnisfrustration nicht länger als defizitär oder schwach erlebt.* In unserem Beispiel kam der Patient mit Selbstmitgefühl, Stolz sowie selbstbehauptendem

Ärger und Traurigkeit in Berührung. Er nimmt die Begrenzungen der Mutter wahr, ohne sich selbst als haltlos oder als falsch zu erleben und kann aushalten, dass seine Mutter sein Bedürfnis nicht erfüllen kann. Er fühlt sich nun „stark genug".

Beispieldialog

Th.: Ich werde das von ihr nie bekommen ... und wie fühlt sich das an?
Herr T.: Traurig *(Pause)* ... aber irgendwie okay. [primär adaptive Trauer]
Th.: Können Sie dieser Traurigkeit Worte geben, ... dieser Trauer ...?

Zugang zu primär adaptiver Trauer

Der Patient erhält Zugang zu primär adaptiver Trauer, und der Therapeut hilft ihm nun, diese Trauer auszudrücken und zu verarbeiten. In der Regel öffnet die Trauer um das unerfüllte Bedürfnis, die verlorene Beziehung, das nie Gelebte, den Elternteil, den man nie hatte usw., die Möglichkeit das *unerfüllte Bedürfnis* in Bezug auf den anderen *gehen zu lassen* und sich im realen Leben neu zu orientieren. Die Frage „Wie kann ich mein unerfülltes Bedürfnis in meinem Leben befriedigen?" rückt nun in den Fokus der weiteren therapeutischen Arbeit.

Beenden des Dialogs

Beendet ist der Dialog dann, wenn es sich für den Patienten *stimmig* anfühlt, wenn negative, schmerzhafte Gefühle aufgelöst sind und Gefühle von Erleichterung, Akzeptanz, eigener Stärke oder Optimismus vorherrschen. Der Therapeut lädt den Patienten ein, einen guten Abschluss im Dialog zu finden, indem er beispielsweise fragt, ob es für heute noch etwas zu sagen gibt, oder ob es stimmig ist, den Dialog an dieser Stelle zu abzuschließen. Dann lädt er den Patienten ein, sich für den Moment vom Anderen zu verabschieden bzw. den anderen für heute hinauszuschicken und gehen zu lassen. Nach Beendigung des Dialogs reflektieren Patient und Therapeut gemeinsam über das Erlebte. Der Therapeut hilft dem Patienten, wichtige Schritte Revue passieren zu lassen, einzuordnen und die Bedeutung des Erlebten herauszuarbeiten, z. B.:

Beispiel

Herr T.: Ich habe heute zum ersten Mal gespürt, dass ich das ja alles gar nicht hätte schaffen können. Dass ich nicht zu schwach war, sondern dass es eigentlich unglaublich ist, was ich alles geschafft habe!

Oft neigt sich die Stunde jedoch dem Ende zu, bevor eine Auflösung erreicht ist. Hierbei ist Folgendes zu beachten: Wir enden stets auf dem Stuhl des erlebendem Selbst. Die Therapeutin validiert zum Abschluss die Gefühle und Bedürfnisse der Patientin, insbesondere den Schmerz über das Nicht-erfüllt-Sein wichtiger Bedürfnisse. War die Arbeit sehr aktivierend, oder emotional aufwühlend, ist es wichtig, rechtzeitig zu enden, um Zeit für das „Zurückkommen“, das Ankern im Hier und Jetzt und die Reflexion zu lassen.

Gerade, wenn der Dialog vor einer Auflösung beendet werden musste, hilft die Therapeutin der Patientin, den Prozess *zusammenzufassen* und *einzuordnen,* betont *wichtige Schritte* im Dialog und gibt einen *Ausblick in die Zukunft,* im Sinne von:

Zusammenfassen, einordnen, Ausblick

> „Heute konnten Sie diesen tiefen Schmerz zulassen und ausdrücken, die alte, vertraute existenzielle Angst und die Gefühle der Verlassenheit. Und das ist wichtig, denn bisher hat etwas in Ihnen immer vermieden dort hinzugehen. Aber darum geht es eigentlich. Sie konnten auch in Worte fassen, was Sie gebraucht hätten. Aber irgendwie war es noch schwierig, sich ihren Ärger auf Ihre Mutter vollständig zu erlauben. Ist das richtig? Und genau da werden wir weiterarbeiten, denn der Ärger hilft Ihnen, zu fühlen, dass Sie ein Recht darauf gehabt hätten, dass diese Bedürfnisse von Ihrer Mutter erfüllt werden. Dieses Gefühl der Berechtigung wird Sie stärken und Ihnen helfen, mit dem Schmerz umzugehen und ihn gehen zu lassen.“

Die Therapeutin unterstützt die Patientin dabei, die Bedeutung des neu Erlebten herauszuarbeiten und in ihre Selbst-Erzählung zu integrieren. Besonders, wenn die Intervention zur Auflösung kam, ist es auch wichtig, zu besprechen, welche Auswirkungen das neu Erlebte auf das Handeln in der Welt haben soll und haben wird.

4.4.4 Zwei-Stuhl-Inszenierung bei selbstunterbrechenden Prozessen

Selbstunterbrechungen, also das Blockieren und Vermeiden von Gefühlen und Bedürfnissen, können grundsätzlich in allen Patientengruppen vorkommen. Sie sind in der Regel hoch automatisiert und laufen außerhalb der bewussten Wahrnehmung ab.

Unterbrechungen treten häufig auf

Häufig treten Selbstunterbrechungen innerhalb von Leeren-Stuhl-Interventionen auf. Sie können aber auch außerhalb anderer Interventionen auftreten, wenn es sich um habituelle Selbstunterbrechungen handelt und Patienten sich grundsätzlich nicht erlauben, zu Fühlen oder bestimmte Bedürfnisse negieren. So beispielsweise bei Essstörungen (im Sinne einer anorektischen Stimme „Esse nichts, dann fühlst du nichts“), psychosomatischen Beschwerden (z. B. Kopfschmerz, wann immer emotionale Aktivierung auftritt), Trauma (im Sinne von „Fühle das nicht, du wirst es nicht aushalten können“) oder sozialen Phobien (im Sinne von „Folge nicht deinem Bedürfnis nach Kontakt, das ist gefährlich. Bleibe zu Hause, da ist es sicher“).

Emotionales Verarbeitungsproblem

Wenn die Gefühle und Bedürfnisse eines Kindes auf nicht eingestimmte wenig feinfühlige oder gar bedrohliche Bezugspersonen treffen, werden sich Kinder an diese Bedingungen anpassen.

> **Beispiel**
>
> Begegnen Bezugspersonen dem Ausdruck von verletzlichen Gefühlen eines kleinen Jungen regelmäßig mit Abwertung, so wird sich das Kind schämen und verletzliche Gefühle als aversiv, als etwas zu Vermeidendes erleben. Er wird lernen, diese Gefühle nicht mehr auszudrücken, sie mit Ärger und Wut zu regulieren und/oder sie schlichtweg nicht mehr zu spüren. Der Junge unterbricht also fortan seine verletzlichen Gefühle, der Zugang zu ihnen ist blockiert.

Wann immer also im Aufwachsen das Erleben und/oder der Ausdruck bestimmter Gefühle, aber auch Bedürfnisse, aversive innere oder äußere Konsequenzen nach sich zieht, kann es sein, dass ein Mensch lernt, diese Gefühle und Bedürfnisse zu unterbrechen, zu blockieren, nicht mehr zuzulassen. Wurde der Ausdruck von Ärger bestraft oder wurden schmerzliche, verletzliche Gefühle nicht ausreichend empathisch reguliert, dann war das Kind mit überflutend erlebten Gefühlen auf sich allein gestellt und das Fühlen solcher Gefühle wurde an sich zur Bedrohung. Es kann also sein, dass dieses Kind lernt, diese Gefühle zu vermeiden und/oder überhaupt nicht mehr wahrzunehmen.

Ähnlich verhält es sich mit Bedürfnissen, die regelmäßig frustriert wurden. Ist niemand da, der mein Bedürfnis erfüllen kann oder hat es massive negative Folgen, wenn ich meinem Bedürfnis folge, so beginne ich, das Bedürfnis an sich als bedrohlich, hinderlich, schwach oder unpassend zu empfinden. Werden Kinder in ihrer Bedürftigkeit abgewertet, erleben sie ihre frustrierten Bedürfnisse möglicherweise als Zeichen von Schwäche. In beiden Fällen werden Kinder lernen, diese Bedürfnisse nicht mehr zuzulassen, nicht mehr zu spüren, oder nicht mehr auszudrücken. Werden Gefühle und/oder Bedürfnisse unterbrochen, fehlt Patienten der Zugang zu wichtigen Elementen ihres emotionalen Orientierungssystems und sie organisieren sich nicht mehr adaptiv in Richtung der Erfüllung wichtiger bindungs- und identitätsbezogener Bedürfnisse. Für das therapeutische Arbeiten bedeutet dies, dass wichtige emotionale Schemata und zugehörige Bedürfnisse nicht zugänglich sind. Primäre Gefühle können so weder genutzt noch transformiert werden. Nicht selten stehen auch die physiologischen Aspekte der selbstunterbrechenden Handlung mit der Genese psychosomatischer Beschwerden im Zusammenhang.

Intervention

Die Zwei-Stuhl-Inszenierung gibt Therapeuten eine empirisch validierte Intervention an die Hand, um Selbstunterbrechungen aufzulösen. Ähnlich dem Zwei-Stuhl-Dialog wird eine *unterbrechende Seite* externalisiert und dem erlebenden Selbst gegenüber auf einem Stuhl platziert. Die unterbrechende Handlung wird exploriert und ausgeführt, wodurch die Patientin ein Stück weit Kontrolle zurückerlangt. Paradoxerweise führt das Ausführen der Unterbrechung häufig bereits zum Aufkommen der unterbrochenen Emotion. Ist dies nicht der Fall, werden die Kosten und Folgen der Selbstunterbrechung auf dem Stuhl des erlebenden Selbst spürbar gemacht. Dies führt letztlich zu einem Aufbegehren gegen die unterbrechende Seite, und es folgt der Ausdruck unterbrochener Gefühle und Bedürfnisse, die dann wiederum in den Kontakt mit der Umwelt (z. B. in der Form von Bezugspersonen) gebracht werden. Aufeinanderfolgend verfolgen Therapeuten drei Ziele:

1. Bewusstheit darüber herstellen, *dass* Patienten sich unterbrechen.
2. Gemeinsam explorieren, *wie* sie sich unterbrechen und sie dazu einladen, die entsprechenden mentalen und körperlichen Handlungen bewusst auszuführen.
3. Patienten helfen, zu identifizieren, *was* sie unterbrechen und sie dabei unterstützen, es anzunehmen und in Kontakt mit der Umwelt zu bringen.

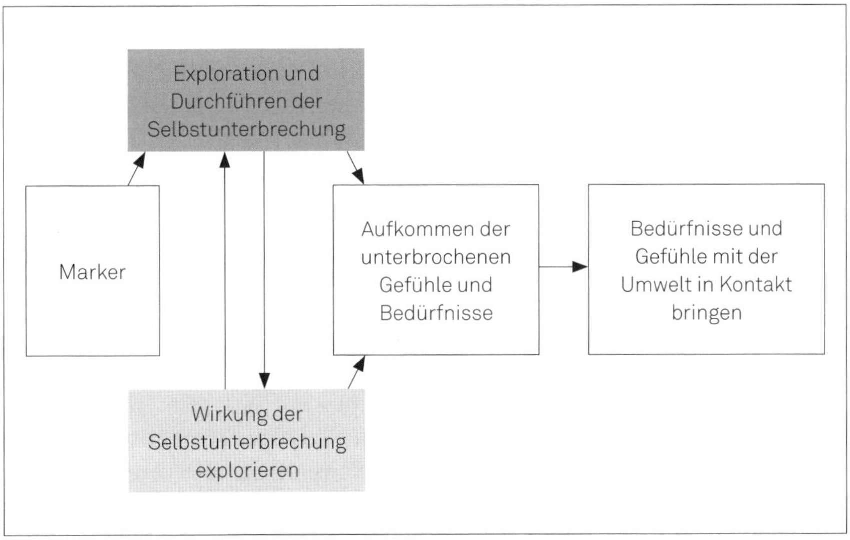

Abbildung 7: Die Schritte im Prozess der Veränderung selbstunterbrechender Prozesse (angelehnt an Greenberg, 2006)

Marker für einen selbstunterbrechenden Prozess

1. Der Patient beginnt ein primäres Gefühl, ein Bedürfnis oder eine Handlung auszudrücken (z. B. aufsteigende Tränen; aufkommender selbstbehauptender Ärger, der im Tonfall hörbar wird; das Bedürfnis nach Unterstützung oder Wahrgenommenwerden).
2. Der Patient unterbricht dieses Gefühl, das Bedürfnis oder die Handlung (z. B. durch körperliche Handlungen wie Atemanhalten oder Muskelkontraktionen oder mentale Prozesse wie eine Verlagerung des Aufmerksamkeitsfokus).
3. Die Unterbrechung geht mit psychischer und/oder physischer Belastung einher (z. B. Gefühle der Resignation und Leere oder psychosomatische Symptome wie Müdigkeit, Engegefühle in der Brust oder Nackenschmerzen).
4. In manchen Fällen tritt kein Prozessmarker, wie in 1 bis 3 beschrieben, auf. Patienten berichten aber, dass sie im Alltag *habituell* Gefühle oder Bedürfnisse unterbrechen oder negieren. Auch in diesen Fällen, kann es sinnvoll sein, mit einer Zwei-Stuhl-Inszenierung zu arbeiten, vor allem, wenn diese Unterbrechung einen Kernprozess in der Störung eines Patienten bildet (z. B. bei einer Essstörung).

Kleinere Selbstunterbrechungen kommen häufig vor. Treten sie im Prozess auf, versuchen Therapeuten zunächst, den Patienten empathisch zurückzufokussieren (z. B. „Ist es okay, bei Ihrem Ärger zu bleiben und Ihrem Vater von ihm zu erzählen?“ oder „Und die Tränen kommen, wäre es okay, ihnen Raum zu geben und von ihnen zu sprechen?“). Gelingt dies nicht, versuchen sie die Unterbrechung aufzulösen, indem sie helfen, diese dem Patienten bewusst zu machen (z. B. „Gerade war der Ärger noch da, jetzt ist er weg, richtig? Was ist da passiert?“), indem sie rationale Erklärungen geben (z. B. „Ärger empfinden und zulassen heißt nicht, ihn in der Welt der Person gegenüber ausdrücken zu müssen.“, „Schmerz ist nicht endlos, auch Tränen hören irgendwann wieder auf.“) und/oder empathisch in das unterbrochene Gefühl hineinvermuten (z. B. „Sie schütteln den Kopf und sagen ‚Ich fühle nichts‘ und doch wirkt es auf mich so, als wären Sie unheimlich wütend auf Ihren Vater. Stimmt mein Eindruck?“). Auch Fragen wie „Wenn Sie weinen könnten, über was würden Sie weinen?“ können hier hilfreich sein. Lässt sich die Unterbrechung so auflösen oder umschiffen, ist keine Zwei-Stuhl-Inszenierung notwendig *(weiche Unterbrechung)*. Nur wenn sich die Unterbrechung *nicht* auflöst, weil die zugrunde liegenden Prozesse automatisiert und rigide sind *(harte Unterbrechung)*, sollte zu einer Zwei-Stuhl-Inszenierung gewechselt werden.

Weiche und harte Unterbrechung

Fallbeispiel

Herr S., ein 36-jähriger Anwalt, kam mit einer mittelgradigen Depression in die Therapie. In seiner Biografie finden sich häufige Konflikte mit einem abwertenden Vater, dem er „nie genügen" konnte. Herr S. scheint sehr leistungsorientiert. Die depressiven Symptome traten auf, nachdem er sich in der Kanzlei aufgearbeitet und nicht wie erhofft zum Partner gemacht worden war. In der Arbeit mit dem Leeren Stuhl mit dem Vater entspannt sich folgender Dialog:

Th.: Gerade eben noch wurde Ihre Stimme stärker und Sie haben begonnen, Ihren Ärger in Worte zu fassen. Und jetzt ist er weg ... habe ich das richtig wahrgenommen? [Prozessbeobachtung]

Herr S.: Ja, der ist weg, ich weiß auch nicht ...

Th.: Sie konnten mir noch sagen, wie wütend Sie auf Ihren Vater sind, und dann in dem Moment, wo Sie sich dem Ärger zuwenden ... ist er weg ... Das ist interessant. Was ist da passiert?

Herr S.: Ja, die Wut ist weg. ... Ich weiß nicht, ... ich kann nicht wütend sein auf meinen Vater.

In diesem Beispiel rückt die Therapeutin den Fokus der Aufmerksamkeit auf die Selbstunterbrechung. Da es ihr weder durch empathisches zurückfokussieren noch durch Erklärungen gelingt, den Patienten wieder mit seinem Ärger in Berührung zu bringen und diesen auszudrücken, scheint eine direkte Arbeit an der Unterbrechung in Form einer Zwei-Stuhl-Inszenierung angezeigt:

„Es ist schwer, wütend auf Ihren Vater zu sein. Und doch war der Ärger gerade da. Das heißt, er ist ja eh schon da in Ihrem Körper, und es wäre sehr wichtig für Sie, sich berechtigt zu fühlen, ärgerlich zu sein und ihn zulassen zu können, damit er nicht in Ihnen Schaden anrichten kann. Das heißt nicht, dass Sie das jemals in der wirklichen Welt tun müssen."

Einverständnis für die Intervention einholen

Es bedarf nun eines Einverständnisses des Patienten, an der Selbstunterbrechung zu arbeiten. Häufig sind hierfür Rationale wichtig, welche die Kosten der Selbstunterbrechung aufzeigen und einen Zusammenhang mit den Symptomen (z. B. psychosomatischen Beschwerden, gefrorene Wut fördert Depression) und/oder dem Steckenbleiben in einer therapeutischen Aufgabe herstellen:

„Da ist all der Ärger auf Ihren Vater, der an Ihnen nagt, aber nirgends hindarf. Und am Ende fühlen Sie sich immer wieder hilflos und ohnmächtig."

Explorieren und Ausführen der selbstunterbrechenden Handlung

Im nächsten Schritt nähern sich Patient und Therapeutin dem *Wie* der Unterbrechung.

> **Beispieldialog**
>
> *Th.:* Irgendwie geht das nicht, wütend auf Ihren Vater zu sein. Und wie machen Sie das, wie machen Sie den Ärger weg?
> *Herr S.:* Ich weiß es nicht, er ist einfach weg ...
> *Th.:* ... Und wie ist das in Ihnen? Was ist da jetzt ...?
> *Herr S.:* *(Pause)* Irgendwie nichts ... so nebelig ... im Nebel ...
> *Th.:* So als würden Sie den Ärger wegnebeln, sodass nur noch Nebel bleibt? *(Patient nickt)*

In der Exploration der Unterbrechung kann es auch hilfreich sein, den Patienten zu bitten, dem Therapeuten die Unterbrechung beizubringen (z.B. „Wenn ich Sie wäre, wie würden Sie meinen Ärger wegmachen?" oder „Was müsste ich in mir tun, damit der Ärger weg geht? Zeigen Sie es mir."). Oft hilft dies dem Patienten bewusster zu werden. Die Therapeutin hätte oben aber auch fragen können: „Irgendwie ist das nicht erlaubt, wütend auf Ihren Vater zu sein. Und was machen Sie dann mit Ihrem Ärger?". Der Patient hätte dann etwas geantwortet im Sinne von „runterschlucken" oder „runterdrücken", was einen Übergang von unterbrechenden Gedanken hin zur unterbrechenden psychomotorischen Handlung ermöglicht. Dies wäre wiederum ein guter Einstieg gewesen, die unterbrechende Handlung auszuführen, den Ärger „runterzudrücken". In unserem Beispiel bittet die Therapeutin den Patienten nun, die *unterbrechende Handlung auszuführen, sich aktiv zu unterbrechen.*

> **Beispieldialog**
>
> *Th.:* *(Therapeutin platziert einen Stuhl direkt gegenüber dem Patienten)* Kommen Sie einmal hier herüber. *(Patient wechselt den Stuhl)* Wir nehmen jetzt mal den Teil aus Ihnen heraus, der den Ärger wegmacht oder vernebelt. Können Sie mal dieser Teil sein? Wie machen Sie das, dass sein Ärger da drüben weggeht?... Machen Sie mal seinen Ärger weg ... Ich weiß, das ist ein bisschen komisch, aber ich helfe Ihnen dabei. Wie machen Sie das? Nebeln Sie ihn weg?
> *Herr S.:* Ja, ich neble ihn weg ...
> *Th.:* Können Sie das mal machen? *(Patient schaut fragend)* ... Ist das wie eine Wolke, die so reinzieht? Oder ...
> *Herr S.:* *(Pause)* Es ist so wie eine Nebelmaschine. Die setze ich unten an, und dann drücke ich auf Start, und er sitzt im Nebel.
> *Th.:* Ah, wunderbar. So funktioniert das, machen Sie das mal.

Die Therapeutin unterstützt den Patienten, die unterbrechende Handlung am vorgestellten erlebenden Selbst auszuführen. Der Patient spielt nun, wie er sich einnebelt. Die selbstunterbrechende Handlung könnte jedoch auch eine andere sein, der Fantasie sind hier keine Grenzen gesetzt. Mögliche selbstunterbrechende Handlungen sind beispielsweise: Gefühle weglachen, runterdrücken, abdrehen, wegwischen, sich zusammenreißen, Luft anhalten, Schultern hochziehen, Tränen runterschlucken, innerlich „woanders hingehen" (z. B. in dissoziativen Prozessen) oder metaphorische Handlungen wie „eine Mauer bauen", „eine Stahlplatte einziehen", „einen Reißverschluss oder ein Rollo schließen" usw. Der Patient wird dabei unterstützt, diese Handlungen, nach Bedarf auch mit Hilfsmitteln (z. B. einer Decke oder einem Kissen) auszuführen. Mit dem Ausführen der Handlung wird der psychomotorische Anteil der Unterbrechung erfasst. Etwas, das mir *passiert,* wird in etwas verwandelt, das ich *tue* („turn a happening into a doing"). So wird der *aktive Anteil* in der Unterbrechung bewusst *erlebbar* gemacht und nach und nach der eigenen Kontrolle zugänglich.

Psychomotorischer Anteil

Das körperliche Ausführen der Handlung ist zentral, weil es mit der Aktivierung der unterbrochenen Emotion verbunden ist. Häufig, aber nicht immer, wird an dieser Stelle das zuvor unterbrochene Gefühl bereits aktiviert. Die *kognitive Komponente* der Unterbrechung wird explizit gemacht, indem die Therapeutin nach Gedanken und Sätzen fragt.

Handlung aktiviert unterbrochenes Gefühl

Beispieldialog

Th.: Und diese einnebelnde Seite, was sagt die? Oder was würde diese Nebelmaschine sagen?

Herr S.: Ich weiß nicht ... so irgendwie ... Alles ist gut. Es gibt kein Problem. ... *(Pause)* Aber auch ... Stell' dich nicht so an. Er hat es nicht so gemeint. Du bist zu empfindlich. Es hat eh keinen Sinn, er lässt dich nicht zu Wort kommen.

Th.: *(spiegelt die wegwischende Stimme)* Stell' dich nicht so an ... Es hat eh keinen Sinn ... Ja, sagen Sie ihm das nochmal, reden Sie seinen Ärger weg.

Der Patient wird ermuntert, die unterbrechende Handlung und Worte zusammen auszuführen, bevor der Stuhl gewechselt wird. So werden die Kosten der Unterbrechung noch spürbarer.

Explorieren der Wirkung der selbstunterbrechenden Handlung

Nach einem Wechsel zurück auf den Stuhl des erlebenden Selbst wird die Wirkung der unterbrechenden Seite auf das Selbst exploriert. Dabei hat sich bewährt, das unterbrochene Gefühl oder Bedürfnis direkt anzusprechen (z. B. „Was passiert mit Ihrem Ärger/Ihrer Traurigkeit, wenn Sie das hören?", „Was passiert mit Ihrem Bedürfnis, Sie selbst zu sein, sich auch verletzlich zeigen

Kosten der Unterbrechung

zu dürfen?“). Typischerweise werden die negativen Folgen, die Kosten der Unterbrechung spürbar und Patienten äußern so etwas wie: „Ich fühle mich leer und tot.“ oder „Ich spüre so einen Druck, als würde ich keine Luft mehr bekommen, so eng.“ Die Therapeutin hilft, die Kosten der Unterbrechung zu explorieren und dem „Unterbrecher“ gegenüber *auszudrücken*. Wichtig ist es auch hier, das frustrierte Bedürfnis auf der erlebenden Seite zugänglich zu machen und auszudrücken (z. B. „Ich möchte fühlen können.“, „Ich möchte ich sein können, auch mit meinen verletzlichen Seiten.“, „Ich möchte sagen können, was ich denke und fühle!“, „Ich möchte lebendig sein.“).

Frustrierte Bedürfnisse ausdrücken

Werden die Folgen der Unterbrechung zunächst positiv erlebt, gilt es, die erlebte schützende Funktion (z. B. bei dissoziativen Prozessen) der Unterbrechung zu würdigen, bevor die Kosten herausgearbeitet werden. Hierzu kann es notwendig sein, mehrmals zwischen den Stühlen zu wechseln.

Paradoxer Effekt

In der Arbeit mit Selbstunterbrechungen werden paradoxe Effekte wirksam. Zum einen führt das Ausführen der unterbrechenden Handlung häufig zur Aktivierung des unterbrochenen Gefühls. Zum anderen zeigt sich ein Effekt, den wir „Terminator-Effekt“ nennen, weil er einer Szene aus einem Terminator-Film entnommen ist, die den Prozess treffend abbildet. Je mehr negativen Druck die unterbrechende Seite ausübt (z. B. „Es ist mir völlig egal, was es dich kostet, du wirst nichts fühlen, auch wenn du daran zugrunde gehst! Schluck deine Gefühle und deine Sehnsucht nach Nähe herunter und bleibe zu Hause!“), umso wahrscheinlicher wird es, dass sich die erlebende Seite wehrt und beginnt, sich auszudrücken.

In unserem Beispiel sagt der Patient nach dem Wechsel auf den Stuhl des erlebenden Selbst:

Beispieldialog

Herr S.: Ich fühle mich total leer ... völlig vernebelt ... Ich weiß nicht, wo oben und unten ist ... Ich fühle überhaupt gar nichts mehr.

Th.: Können Sie ihm *(zeigt auf den leeren Stuhl)* das sagen? ... „Ich fühle überhaupt gar nichts mehr“. Können Sie ihm sagen, was das mit Ihnen macht? [in den Kontakt bringen]

Herr S.: Ich fühle nichts, absolut nichts ... Ich bin innerlich tot ... das ist ein schrecklicher Zustand ... das kenne ich.

Th.: Das kennen Sie. Erzählen Sie ihm davon, was das mit Ihrem Leben macht.

Herr S.: Das ist schrecklich. Ich weiß dann nicht mehr, wer ich bin, was ich will, was ich nicht will ... einfach nur leer und tot. Ich will mich nur noch ins Bett legen ... da zieht es mir den Stöpsel.

Th.: Und was brauchen Sie von ihm? Was wollen Sie von ihm?

Herr S.: Dass er mich was fühlen lässt ... einfach lässt.

Th.: Können Sie ihm das direkt sagen? „Ich brauche von dir, dass ...“

Das frustrierte Bedürfnis wird zugänglich gemacht, Ärger oder Abgrenzung kommen noch nicht auf. Die Therapeutin lässt daher nochmal auf die Unterbrechende Seite wechseln und hilft, den Druck zu erhöhen.

Beispieldialog

Herr S.: Es ist mir scheißegal, wenn du da drüben tot bist, du hast kein Recht ärgerlich zu sein! Du stellst dich einfach nur an!

Beim nächsten Wechsel wird der zuvor unterbrochene Ärger aktiviert:
Th.: Und was passiert, wenn Sie das hören?
Herr S.: Ich werde wütend.

Aufkommende Gefühle und Bedürfnisse in Kontakt mit der Umwelt bringen

In unserem Beispiel wird der Patient wütend und grenzt sich der unterbrechenden Seite gegenüber ab.

Beispieldialog

Herr S.: Ich möchte etwas fühlen können, ich möchte wütend sein können!

Die Therapeutin bringt diesen Ärger sofort wieder in den Kontakt mit dem Vater, kehrt also zur Leeren-Stuhl-Arbeit zurück.
Th.: Okay, können Sie Ihren Vater da wieder hinsetzen *(zeigt auf den leeren Stuhl)*? *(Patient nickt)* Können Sie ihm sagen, was Sie nicht okay finden, was Sie wütend macht?

Der Patient kann seine Wut dem Vater gegenüber nun ausdrücken. Hätte der Patient zuvor verletzliche Gefühle wie Traurigkeit oder Einsamkeit unterbrochen, oder sich nicht erlaubt, sich überhaupt verletzlich zu zeigen, so würden nun seine verletzlichen Gefühle in den Kontakt mit der betreffenden Person gebracht und der Leere-Stuhl-Dialog weitergeführt werden. Prozessziel der Therapeutin ist es hier, dem Patienten zu helfen, die zuvor unterbrochenen Gefühle und Bedürfnisse einem bedeutsamen anderen gegenüber auszudrücken und sich als berechtigt zu erleben, diese Gefühle und Bedürfnisse zu haben.

Häufig wird an dieser Stelle erst deutlich, *was* für ein Gefühl unterbrochen wurde. Einer Patientin beispielsweise, die im Prozess immer nur „einen Kloß im Hals" fühlen konnte und sonst nichts, steigen in Reaktion auf die bewusst ausgeführte Unterbrechung (die unterbrechende Seite „würgt" das erlebende Selbst ab und sagt „Schluck es runter, du darfst das nicht fühlen, schluck es einfach runter und lächle!") Tränen in die Augen. Sie kann diese Tränen nun zulassen und das schmerzliche Gefühl in Traurigkeit und Einsamkeit verbunden mit dem Bedürfnis nach Kontakt und Nähe ausdifferenzieren.

Ist eine Unterbrechung aufgelöst und unterbrochene Gefühle sind aktiviert, so gilt es, diese zunächst zu würdigen und zu validieren. Dann kann entweder zur vorherigen Intervention zurückgekehrt werden, wenn die Unterbrechung innerhalb einer Aufgabe aufgetreten ist. In jedem Falle hilft die Therapeutin zuvor unterbrochene Gefühle zu verarbeiten, also wahrzunehmen, zu akzeptieren, zu symbolisieren, zu regulieren, auszudrücken und zu verstehen. Sie lädt die Patientin dann ein, diese Gefühle und Bedürfnisse in den Kontakt mit der Umwelt zu bringen. Dies sind in der Regel konkrete Personen aus dem Leben der Patientin, auf die sich die Gefühle und Bedürfnisse beziehen. Bei oben genannter Patientin mit dem „Kloß im Hals" wird beispielsweise erarbeitet, was diese Gefühle und Bedürfnisse für ihre Beziehung zu ihrem Mann bedeuten, und wie sich dies in konkretes Verhalten in der Welt übersetzen lässt.

Selbstkritische vs. selbstunterbrechende Prozesse

Oft ist es schwierig, zwischen einem selbstkritischen oder angstmachenden Prozess und einem selbstunterbrechenden Prozess zu unterscheiden. Denn auch im selbstunterbrechenden Prozess tauchen selbstabwertende (z. B. „Du verdienst XY nicht!") oder angstmachende Kognitionen (z. B. „Wenn du deinen Ärger ausdrückst, wird etwas Schlimmes passieren!") auf. Während bei selbstkritischen Prozessen ein beschämtes Selbst im Vordergrund steht und bei angstmachenden Prozessen ein verängstigtes, hilfloses Selbst, so dominiert bei selbstunterbrechenden Prozessen ein *abgeschaltetes, zum Schweigen gebrachtes Selbst*.

4.4.5 Reflexion der emotional aktivierenden Arbeit

Reflektieren und einordnen

Der Reflexion der emotional aktivierenden Arbeit am Ende einer Stunde und in der darauffolgenden Stunde kommt in der EFT eine wichtige Rolle zu. Patienten müssen Gelegenheit bekommen, ihr (neues) emotionales Erleben einzuordnen, sich dessen Bedeutung zu erschließen und in ihre Narrative von sich selbst, anderen und der Welt zu integrieren. Weiterhin ist es Aufgabe der Therapeutin, immer wieder den Bezug zur gemeinsamen Fallformulierung herzustellen und so einen roten Faden zu schaffen, der sich durch die Therapie zieht.

Nach Abschluss emotional aktivierender Arbeit sollte Raum für folgende Fragen gegeben werden:

a) Wie war diese Intervention für Sie? Wie haben Sie z. B. diesen Dialog erlebt? Wenn passend, können Therapeuten authentische Rückmeldungen geben (z. B. „Es war berührend, für mich zu sehen, wie aggressiv und abwertend diese kritische Stimme in Ihnen ist, und wie unglaublich weh Ihnen das tut, wie Sie in sich zusammenfallen. Kein Wunder, dass es momentan noch so schwer für Sie ist, auf Leute zuzugehen.").

b) Was ist in dieser Stunde passiert, und wie passt das in unsere Fallformulierung? Patienten sollen einordnen können, was in einer Stunde passiert ist und was dies im Veränderungsprozess bedeutet. Aufgabe der Therapeutin ist es, das Erlebte gemeinsam mit der Patientin zu reflektieren und in die bestehende Fallformulierung einzuordnen bzw. diese, wenn nötig, anzupassen. Eine Patientin könnte beispielsweise Erschrecken darüber äußern, wie sehr sie sich kritisiert („Ich bin total schockiert, das war mir so nicht bewusst."). Die Therapeutin verbindet dies mit der sekundären emotionalen Reaktion, dem Symptom:

Beispieldialog

Th.: Und es war frappierend zu sehen, wie hoffnungslos Sie werden, wie es Ihnen dann den Stecker zieht.

Pat.: Ja, mich hat es total zusammengehauen ... Das ist genau die Schwere, dieses „ist doch alles egal", das ich immer mit mir rumtrage.

So wird das emotionale Verarbeitungsproblem und dessen Folgen deutlich:

„Wir haben gesehen, wie das abläuft, Sie machen sich innerlich total nieder und sinken dann niedergeschlagen und hoffnungslos in sich zusammen [sekundäre Gefühle]. Und darunter ist dieses schmerzhafte, tiefe Gefühl, wertlos zu sein, dieses schwarze Loch ..." [primär maladaptives Gefühl/Kernschmerz]

Schließlich rückt die Therapeutin den Kernschmerz in den Fokus, der zusammen mit dem frustrierten Bedürfnis den roten Faden der Therapie bildet.

„Ich konnte sehen, wie wertlos Sie sich fühlen, wenn Sie sich so attackieren. Das muss enorm schmerzhaft sein. Und dieses Gefühl ist es, worum es geht. Das ist der Schmerz, der immer wieder auftaucht und schon so lange da ist. Und wie Sie heute fühlen und auch sagen konnten: Was Sie eigentlich brauchen, ist Wertschätzung, auch von sich selbst."

c) Wie geht es weiter? Die Patientin muss immer einen Ausblick erhalten, woran und wie in der Therapie weitergearbeitet werden kann.

„Das heißt, unsere Aufgabe ist es, in diesen Prozess einen Fuß hineinzubekommen. Wir müssen diese erlebende Seite stärken, damit sie der kritischen Seite etwas entgegenzusetzen hat. Dann muss die einen Schritt zurückmachen, und es entsteht etwas Neues. Dann können Sie mehr Sie selbst sein, ohne immer in diesen Schmerz hineingezogen zu werden."

Adaptive Emotionen verankern Konnte eine Intervention in einer Stunde zur Auflösung gebracht werden, ist es wichtig, dem neuen adaptiven emotionalen Erleben Raum zu geben, es im Körper zu verankern. Zudem ist es hilfreich, Prozesse mit der Patientin noch einmal wie beschrieben nachzuvollziehen, und die wichtigsten Veränderungsmomente herauszustreichen. Die Patientin benötigt Raum und Zeit, das neue Erleben voll entfalten zu lassen und sich dessen Sinn zu erschließen (z. B. „Ich habe das noch nie so gefühlt ..., dass er so ein schwacher Mensch war, so klein eigentlich ... Ich habe keine Angst mehr ... Das ist total neu."). Es ist wichtig für die Patientin, in Worte zu fassen, wie sich ihr Blick auf sich selbst bzw. den anderen (in Leerer-Stuhl-Arbeit) und seine Beziehungen verändert hat, was dies für sie und ihr Leben im Hier und Jetzt für eine Bedeutung hat. Dies gilt es in künftiges Verhalten zu übersetzen (z. B. „Was werden Sie tun, wenn das nächste Mal XY passiert?").

Hausaufgaben Auch wenn zentrale therapeutische Veränderungsprozesse in der EFT in der Sitzung verortet werden, ist es hilfreich, Patienten zwischen den Stunden Hausaufgaben zu geben (vgl. auch „Emotionsliste für die Selbstbeobachtung" im Anhang, S. 113). In der EFT geht es bei Hausaufgaben darum, die Voraussetzungen für emotionale Arbeit zu schaffen bzw. zu verbessern (z. B. durch Beobachtungsaufgaben wie Emotionstagebücher, das Beobachten und Notieren von inneren Dialogen oder Selbstunterbrechungen), Veränderungen, die in der Stunde erreicht wurden, zu konsolidieren (z. B. sich im Alltag mit dem abgrenzenden Ärger gegenüber einer angstmachenden Stimme zu verbinden oder Mitgefühl mit dem erlebenden Selbst herzuholen) oder in konkretes Handeln umzusetzen (z. B. „Was werden Sie tun, wenn Sie merken, dass Sie sich abwerten?", „Was nehmen Sie sich diese Woche vor, um Ihrem Bedürfnis nach XY gerecht zu werden?"; „Wo können Sie diese Woche konkret zum Ausdruck bringen, dass Sie Ihren eigenen Weg gehen wollen und nicht versuchen, ihrer Mutter alles recht zu machen?").

4.5 Varianten der Methode und Kombinationen

4.5.1 Varianten

Grundsätzlich ist die EFT ein transdiagnostischer Ansatz, der auf die Bewältigung von Schwierigkeiten in der emotionalen Verarbeitung abzielt, die in der Entstehung und Aufrechterhaltung vieler klinischer Störungen eine wichtige Rolle spielen. Trotz wesentlicher Gemeinsamkeiten weisen unterschiedliche klinische Störungen charakteristische Besonderheiten in den impliziten und expliziten emotionalen Verarbeitungsprozessen auf. Dies betrifft jeweils typische zentrale maladaptive Schemata, Unterschiede im Grad der emotionalen Dysregulation sowie Besonderheiten im Umgang mit emotionalem Erleben. Auf symptomatischer Ebene zeigen sich unterschiedliche sekundäre emotionale Prozesse, die nicht selten eines der Hauptmerkmale der jeweiligen diagnostischen Kategorie darstellen. So zeichnet sich beispielsweise Depression durch Hoffnungslosigkeit und generalisierte Angst durch auf die Zukunft gerichtete Ängste aus. In der Therapie spiegeln sich diese Unterschiede darin wider, dass bei bestimmten klinischen Gruppen beispielsweise bestimmte Marker häufiger vorkommen, zum anderen weisen Marker und die zugehörigen Aufgaben bei unterschiedlichen klinischen Bildern charakteristische Eigenheiten auf. Die Anwendung von EFT bei spezifischen Störungsbildern wollen wir exemplarisch für die Depression, Traumafolgestörungen, die Soziale Phobie, Generalisierte Angst und Essstörungen skizzieren.

Depression

Selbstkritik, Abhängigkeit

Je nachdem, welche primär maladaptiven Schemata im Vordergrund stehen, unterscheiden wir eher selbstkritische Depressionen („bad me", Scham) und abhängigkeitsbasierte Depressionen („weak me"; Angst, zu schwach zu sein). Entsprechend kommen in der selbstkritischen Depression häufiger selbstkritische Dialoge zum Einsatz, in einer abhängigkeitsbasierten Depression häufiger Leere-Stuhl-Arbeit mit vernachlässigenden, unsicheren Bindungspersonen bzw. Trauerarbeit beim Verlust von wichtigen Bindungspersonen. Es gibt auch Patienten, bei denen beide Kernprozesse (Scham und Angst) eine Rolle spielen. In beiden Gruppen zeigt sich eine Variante konflikthafter Prozesse, nämlich Hoffnungslosigkeit erzeugende Prozesse (hopelessness split), die charakteristisch für Depressionen sind. Sie werden mit einer adaptierten Form des Zwei-Stuhl-Dialoges behandelt. Hierbei erwies sich das Zugänglichmachen von selbstbehauptendem Ärger als maßgeblich, um die Hoffnungslosigkeit in ihrer Wirkung aufzuheben.

Selbstbehauptender Ärger

Traumafolgestörungen

Erinnerungsarbeit

Der zentrale Veränderungsmechanismus in der Emotionsfokussierten Traumatherapie (EFTT) ist die Verarbeitung von Emotionen, die mit Traumaerinnerungen verknüpft sind. Dies erfolgt in Ergänzung zum oben dargestellten Standardvorgehen durch *Erinnerungsarbeit* (memory work), in welcher episodische Erinnerungen aktiviert und exploriert werden, die zur Ausformung des Selbst als „defekt" und/oder „unsicher" geführt haben.

Sind die zugrunde liegenden maladaptiven emotionalen Schemata der Scham und Angst aktiviert, gilt es, die dysfunktionalen Annahmen (z. B. „Ich bin beschädigt, nicht liebenswert" oder „Ich bin ausgeliefert, kann mich nicht wehren") und funktionalen Bedürfnisse (z. B. „sich okay mit sich zu fühlen" oder „unterstützt, geschützt werden") die mit diesen verbunden sind, zugänglich zu machen und in Verbindung mit alternativen adaptiven emotionalen Reaktionen wie selbstbehauptenden Ärger, Trauer und Selbstmitgefühl zu bringen. Erinnerungsarbeit ist gerade bei komplexen Traumatisierungen oftmals effektiver als Zwei-Stuhl-Dialoge für angstmachende oder selbstkritische Prozesse. Zentral in der EFTT sind außerdem Dialoge mit dem Leeren Stuhl bei unabgeschlossenen Prozessen mit Tätern. Gerade bei unbekannten oder ausschließlich negativ repräsentierten bekannten Tätern sind dabei zwei wichtige Modifikationen zu berücksichtigen: Patienten werden *nicht* eingeladen, den Täter zu spielen, und verletzliche Gefühle werden *nicht* dem Täter, sondern dem Therapeuten gegenüber ausgedrückt. Da viele Patienten sich ihre Peiniger nicht im leeren Stuhl vorstellen wollen, wurde eine alternative Methode, die *Empathische Exploration* (EE), entwickelt. Sie folgt dem gleichen Auflösungsmodell wie dem für unabgeschlossene Prozesse, allerdings stellt sich der Patient den Täter vor seinem „inneren Auge“ vor und drückt seine Gefühle und Gedanken dem Therapeuten gegenüber aus.

Soziale Phobie

Coach/Kritiker/ Wächter

Bei Sozialen Phobien ist das zentrale maladaptive Schema die Scham, defekt, schlecht oder unzulänglich zu sein. Auf sekundärer symptomatischer Ebene zeigen sich Ängste, abgelehnt zu werden, sich zu blamieren und lächerlich zu machen. Diese offenbaren sich in der Therapie als Marker für konflikthafte Prozesse mit einen *Coach/Kritiker/Wächter*, der das Selbst in Panik versetzt und zur Vermeidung von sozialen Situationen und dem eigenen Erleben (experiential avoidance) führt. Der Coach/Kritiker/Wächter ist eine Variante konflikthafter Prozesse, die kennzeichnend für die Soziale Phobie ist.

Der Auflösungsprozess dieses Verarbeitungsproblems ähnelt dem des klassischen selbstkritischen Prozess wie wir ihn oben dargestellt haben. Unter der angstmachenden Stimme findet sich eine harsche kritische Stimme, die mit dem primär maladaptiven Schamerleben verbunden ist (z.B. „Du bist langweilig, unattraktiv, nicht in Ordnung“ usw.). Kann der Patient die aktivierte Scham verarbeiten und sich der kritischen Seite gegenüber abgrenzen, dreht sich das Kräfteverhältnis häufig, und die vormals kritische Seite bekommt Angst (z.B. „Wenn du da raus gehst und Freunde suchst, wird dir wieder XY passieren und du wirst es nicht aushalten können.“). Das erstarkende erlebende Selbst beginnt die nun angstvolle Seite zu beruhigen (z.B. „Ich bin nicht mehr zehn Jahre alt, ich kann mich wehren ...“). Sehr häufig treten innerhalb dieses Prozesses Marker für unabgeschlossene Prozesse mit Aggressoren, Tätern oder nicht schützenden Bindungspersonen auf. In der Regel ist es notwendig, diese unabgeschlossenen Prozesse abzuschließen, bevor sich das erlebende Selbst gegenüber der kritischen/angstmachenden Seite wirkungsvoll behaupten kann.

Generalisierte Angststörung

Bei Generalisierten Angststörungen können als zentrale maladaptive emotionale Schemata Einsamkeit/Verlassenheit (sich ungeliebt und unverbunden fühlen), Scham (grundsätzlich defekt oder nicht in Ordnung zu sein) und Angst (sich nicht schützen und wehren zu können, ausgeliefert sein) auftreten. Besonders häufig zeigt sich eine grundlegende Organisation des Selbst als unsicher und fragil (z. B. „Es wird XY passieren und ich werde es nicht aushalten können"), verknüpft mit Erfahrungen von Rollenumkehr und zu früher Verantwortungsübernahme.

Fragiles Selbst

Auf sekundärer Ebene imponieren Sorgenprozess und auf die Zukunft gerichtete Ängste. Diese zeigen sich in den Sitzungen als Marker für konflikthafte Prozesse mit einem inneren *Sorgenmacher,* der Spielart des Zwei-Stuhl-Dialoges, die für die Generalisierte Angststörung charakteristisch ist. Hierbei gilt es die selbstunterbrechende Wirkung, Funktion und Kosten der Sorgenprozesse zu explorieren und zu bearbeiten. Auch hier erfolgt die Auflösung wie bei der Sozialen Phobie weniger durch ein Weicherwerden der angstmachenden Seite als ein Aufbegehren der erlebenden Seite. Neben der Arbeit an den Sorgenprozessen ist die Transformation der unsicheren, fragilen Selbstorganisation durch die Arbeit an unabgeschlossenen Prozessen mithilfe von Leerer-Stuhl-Dialogen und Selbsttröstungs- und Selbstberuhigungsdialogen wichtig.

Essstörungen

Essstörungen können als dysfunktionale Emotionsregulationsstrategien gesehen werden. Bei ihnen ist in der Regel eine direkte verhaltensorientierte Behandlung von Symptomen, wie restriktives Essverhalten, Essanfälle und selbstinduziertes Erbrechen, notwendig. In der emotionsfokussierten Arbeit imponieren ausgeprägte Defizite in der Fähigkeit der emotionalen Verarbeitung, und es bedarf zunächst einer längeren Phase der Arbeit an der Förderung der Fähigkeit, Emotionen wahrzunehmen, zuzulassen und zu symbolisieren.

Defizite der Emotions-verarbeitung

Auf der Symptomebene dominiert eine *anorektische bzw. bulimische Stimme,* die mit einem besonders harschen und unnachgiebigen innerem Kritiker (z. B. „Du bist ekelhaft, fett, nicht liebenswert.") verbunden sind und eine ausgeprägte selbstunterbrechende Komponente hat (z. B. „Fühle nichts, esse nichts, ziehe dich in dein Schneckenhaus zurück, dann kann dir nichts passieren."). Wie bei den Angststörungen erfolgt die Auflösung des Selbst-Selbst-Konfliktes durch ein Erstarken des erlebenden Selbst gegenüber der kritischen/selbstunterbrechenden Stimme. Auch hier ist die Arbeit an unabgeschlossenen Prozessen mit primären Prozessen wichtig, um diesen Prozess zu fördern.

Paarkonflikte und Familientherapie

Neben der Einzeltherapie gibt es auch eine EFT-Paartherapie (EFT-P). Sie zielt darauf ab, den Partnern Zugang zu ihren primären verletzlichen Gefühlen und Bedürfnissen zu verschaffen und dem jeweils anderen Partner zu kommunizieren. Schließlich wurde in den letzten Jahren eine Emotionsfokussierte Familientherapie entwickelt, bei der Eltern darin unterstützt werden, ihre Kinder, egal welchen Alters, bei der Bewältigung von psychischen Erkrankungen zu unterstützen, indem sie zu Emotionscoaches für ihre Kinder geschult werden.

4.5.2 Kombinationen

Kombination von EFT und KVT

Die EFT lässt sich gut mit anderen therapeutischen Vorgehensweisen kombinieren. Besonders häufig ist die Kombination mit verhaltenstherapeutischen Interventionen, beispielsweise mit dem Skills-Training bei Borderline-Patienten (Bohus, 2019), Expositionstherapie bei Agoraphobie, Panikstörung oder Zwangsstörungen (Schneider & Margraf, 2017) und Maßnahmen zur Normalisierung des Essverhaltens bei Essstörungen (Svaldi & Tuschen-Caffier, 2018).

Kombination mit anderen Therapieformen

Oft geschieht dies, indem eine symptomorientierte oder trainingsorientierte Phase vorgeschaltet wird, und man dann zu emotionsfokussiertem Arbeiten übergeht. Häufig begleiten symptomorientierte Anteile das Vorgehen aber auch über die Therapie hinweg. Als besonders wichtig hat es sich hierbei erwiesen, diese Übergänge explizit zu machen. Das Therapeutenverhalten und die Rollen von Therapeut und Patient unterscheiden sich in verschiedenen Punkten. Den Übergang weg von einem sehr strukturierten, inhaltlich vorgegebenen Vorgehen hin zur Selbstexploration subjektiven Erlebens gilt es daher einzuführen und zu begründen. Eine hilfreiche Frage in der Kombination mit verhaltenstherapeutischem Vorgehen kann sein: Handelt es sich bei diesem Problem meines Patienten um ein Fertigkeitendefizit (z. B. ein Patient kann sich nicht abgrenzen, er hat nicht die nötigen Fertigkeiten dies zu tun), dann ist zunächst Fertigkeiten-Training indiziert, oder handelt es sich um ein emotionales Verarbeitungsproblem (z. B. der Patient kann sich durchaus beispielsweise gegenüber der Ehefrau abgrenzen, nur außerhalb der Beziehung gelingt es ihm nicht), dann ist emotionsfokussierte Arbeit indiziert.

EFT ist mit Systemischer Therapie, verschiedenen tiefenpsychologischen Ansätzen, Schematherapie und Akzeptanz- und Commitmenttherapie gut kombinierbar. Wir denken dabei neben emotionsfokussierten Techniken und der empathischen Beziehungsgestaltung vor allem an den Fokus auf körperlich gespürtes Erleben als zentralen Bezugspunkt und Quelle für Veränderung.

Auch kann die Spezifizierung von emotionalen Schritten der Veränderung als Orientierungshilfe für Therapeuten im Therapieprozess schulenübergreifend sehr hilfreich sein.

4.6 Probleme bei der Durchführung

4.6.1 Probleme auf Seiten des Therapeuten

Viele Therapeuten fühlen sich unsicher im Umgang mit intensiven Emotionen. Sie haben Sorge, etwas aufzumachen, was sie nicht mehr schließen können, und dass es der Patientin am Ende schlechter gehen könnte als vorher. Insbesondere Therapeuten mit einem lösungsorientierten Hintergrund, empfinden es kontraintuitiv, Patienten in schmerzhaftes Erleben hineinzuführen. In beiden Fällen kann es vorkommen, dass Therapeuten, mehr oder weniger bewusst, schmerzhafte Gefühle in der Patientin umschiffen, auf eine eher kognitive Ebene wechseln, wenn Patienten mit schmerzhaften Gefühlen in Berührung sind, oder Lösungen anbieten. Hierbei besteht die Gefahr, Patienten in ihrem schmerzhaften Erleben allein zu lassen und zu invalideren. Hinzu kommt, dass Kognitive Verhaltenstherapeuten primär modifikatorisch ausgebildet sind, also vor allem gelernt haben, Techniken anzuwenden, um Aspekte des Erlebens und Verhaltens ihrer Patienten zu verändern.

Modifikatorisches Arbeiten

Das EFT-Veränderungsmodell hingegen betont Transformation als zentrales Veränderungsprinzip. Diese beinhaltet, schmerzhaftes Erleben zunächst zu erlauben und zu akzeptieren und zu verarbeiten. Aus EFT-Sicht ist es nicht primär, was wir als Therapeuten mit den Emotionen unserer Patienten machen, was zu Veränderung führt; sondern was die Emotionen der Patienten mit diesen machen, wenn sie sie erlauben und auf produktive Weise erleben. Unsere Aufgabe ist es, produktives Erleben zu fördern. Für viele Therapeuten könnte dies anfänglich zu einem empfunden Kontrollverlust führen. Weitere Hürden für erfolgreiches therapeutisches Arbeiten finden sich in einer inkompatiblen Haltung der Therapeutin. Nehmen Therapeuten eine belehrende, inhaltsdirektive Expertenhaltung ein, stehen sie der Selbstentwicklung der Patientin als Expertin ihres emotionalen Erlebens im Wege. Eine solche Haltung regt nicht zur Selbstexploration des eigenen Erlebens an. EFT Interventionen müssen stets in eine wertschätzende, empathische Beziehungsgestaltung eingebettet sein, ohne diese Einbettung sind sie wirkungslos. Sie können nicht als reine Techniken verwendet werden. Neben einer fundierten Ausbildung in der Theorie und den einzelnen Interventionen, bedarf es daher eines bewussten Einübens der spezifischen therapeutischen Haltung.

Haben Therapeuten einige Male erlebt, wie hilfreich dies für die Patientin sein kann, baut sich diese Hürde langsam ab. Übung hilft, Ängste abzubauen.

Therapeuten machen die Erfahrung, dass die EFT ein gutes Navigationssystem bietet, das es erlaubt, sicher im „Emotionsfluss" zu navigieren, sodass auch Stromschnellen nach und nach immer unkomplizierter befahren werden können. Es empfiehlt sich, nicht mit den „schwierigsten" Patienten, mit den gravierendsten Schwierigkeiten zu beginnen, sondern nach und nach mehr Vertrauen in die Methode aufzubauen. Auch empfehlen wir Therapeuten, sich zur Gewohnheit zu machen, beim ersten Auftreten eines Aufgabenmarkers eine entsprechende Intervention vorzuschlagen und nicht auf den „richtigen Zeitpunkt" zu warten, sondern rechtzeitig zu beginnen (bis ca. 20 Minuten nach Beginn), um nicht unter zeitlichen Druck zu geraten.

Der wirksamste Weg im Abbau von Ängsten und Blockaden bleibt jedoch, sich selbst beispielsweise in Selbsterfahrung in die Patientenrolle zu begeben und zu erfahren, wie heilsam und produktiv der Kontakt mit schmerzhaftem Erleben ist. Sind Schwierigkeiten im Umgang mit der eigenen Emotionalität Ursache für die Vermeidung intensiver Emotionalität, so empfiehlt sich Selbsterfahrung in Bezug auf die eigenen Themen.

4.6.2 Probleme auf Seiten des Patienten

Neben grundsätzlichen Problemen, wie wir sie in allen Psychotherapieverfahren kennen, gibt es Schwierigkeiten, die speziell in der emotionsfokussierten Arbeit auftreten. Eine Schwierigkeit bildet der Umgang mit Patienten, deren Auftrag an die Therapeutin nicht dem emotionsfokussierten Vorgehen entspricht. Grundsätzlich sind unserer Erfahrung nach Patienten dann bereit sich auf einen emotionalen Fokus einzulassen, wenn

a) sie einen Zusammenhang zwischen ihren Emotionen bzw. ihrem Umgang mit ihren Emotionen und ihren Symptomen/Schwierigkeiten/Anliegen erkennen können.
b) sie einen Zusammenhang zwischen der Exploration und Bearbeitung ihrer Gefühle und der Bewältigung ihrer Symptome/Schwierigkeiten/Anliegen sehen können.

Rationale, pragmatische Patienten

Patienten, die mit einer anderen Sichtweise und anderen Aufträgen in die Therapie kommen (z. B. sehr rationale Patienten, die nach schnellen, pragmatischen Lösungen und Strategien im Umgang mit ihren Schwierigkeiten und Symptomen suchen), könnte das klassische emotionsfokussierte Vorgehen sehr frustrieren. Diese Patienten gilt es dort abzuholen, wo sie gerade sind, und das eigene Vorgehen an deren Bedürfnisse anzupassen. Die Herausforderung liegt darin, die Patienten die Zusammenhänge, die wir oben beschrieben haben, erleben zu lassen, in geeigneten Momenten Rationale zu geben und so schrittweise einen Fokus auf emotionale Arbeit zu etablieren. So wird eine Patientin mit einer Panikstörung beispielsweise deutlich motivierter sein (z. B. nach oder neben Expositionsarbeit), ihre Gefühle zu explorieren, wenn in der Selbstbeobachtung einmal deutlich geworden ist, dass ihre Panikattacken häufig im Nachgang von Konflikten mit dem Partner auftreten.

Eine weitere Herausforderung bildet der Umgang mit Patienten, die Schwierigkeiten haben, mit ihrem Erleben in Berührung zu kommen und sich auf emotionsfokussierte Arbeit (z. B. Stuhl-Interventionen) einzulassen. Dies kann die Folge von Angst und Scham sein. Diese Gefühle gilt es ernst zu nehmen und zu validieren. Grundsätzlich stelle ich mir als Therapeutin die Frage: „Wie muss ich die therapeutische Beziehung zu dieser Patientin gestalten, um ihr zu helfen, sich mit ihren Emotionen auseinanderzusetzen und sich in ihnen zu zeigen?" Entsprechend werde ich mein Vorgehen an die Bedürfnisse gemäß der Annäherungs- und Vermeidungsmotive der Patientin anpassen. Manche Patienten empfinden auch Widerwillen gegenüber der Arbeit mit Stühlen. Natürlich ist es auch möglich, die oben beschriebenen Interventionen ohne Stühle durchzuführen (z. B. indem die Therapeutin ihre Hände verwendet, um die Seiten zu symbolisieren), doch ist dies für die Therapeutin technisch deutlich herausfordernder. Meist ist eine anfängliche Hürde im Einstieg in die Stuhl-Arbeit jedoch durch Rationale, Validierung, Unterstützung, Humor und „Hartnäckigkeit" zu überwinden. Haben Patienten einmal die Wirksamkeit der Interventionen erlebt, sind sie meist deutlich motivierter damit zu arbeiten

Merke

Besteht keine Einigkeit über Ziele und Methoden, darf nicht emotionsaktivierend gearbeitet werden!

Ein anderer Grund für Schwierigkeiten mit dem eigenen Erleben in Berührung zu kommen können Defizite in der Fähigkeit der Wahrnehmung von Emotionen und der Fähigkeit, diese in Worte zu fassen, sein. Frage ich Patienten, die keinen Zugang zu ihren Emotionen haben, „Was fühlen Sie?", werden sie sich nicht artikulieren können und womöglich unzulänglich fühlen. Die Frage „Was passiert in Ihrem Körper?" ist hier eine hilfreichere. Mit diesen Patienten gilt es zunächst mit emotionsfokussierten Methoden an der Verbesserung der Fertigkeiten der emotionalen Wahrnehmung und Verarbeitung zu arbeiten (z. B. durch Psychoedukation, Emotionstagebücher, Wahrnehmungsübungen, emotionsfokussierte Empathie, Focusing usw.).

5 Wirksamkeit und Evidenz

5.1 Therapieerfolgsmessung

Folgende Effektstärken zeigen sich für eine Metaanalyse von 34 Ergebnisstudien zur EFT (Elliott, Greenberg, Watson, Timulak & Freire, 2013): Für zwölf Studien, die EFT mit Kontrollgruppen ohne Behandlung oder mit Wartelisten-Kontrollgruppe verglichen, fand sich eine gewichtete Effektstärke von 1,05 (n=255). Eine mittelhohe Effektstärke (0,57) fand sich für elf Studien (n=183), die EFT mit anderen Therapien (6 KVT, 1 Systemische Therapie, 3 Psychoedukative Therapie, 1 Medikation/Psychoedukation) verglichen (vgl. auch Tabelle 4).

Tabelle 4: Zusammenfassung der Prä-Post-Veränderung, kontrollierten und vergleichenden Effektstärken für EFT-Ergebnisstudien (aus Elliott & Greenberg, 2016)

	n	M	SD
Kontrollierte ES (vs. unbehandelte Patienten)			
Gewichtet	255	1,05	0,70
Gewichtet mittlere Differenz nur RCTs	116	1,31	0,67
Vergleichende ES (vs. andere Therapien)			
Gewichtete mittlere Differenz	183	0,57	0,46
Gewichtete mittlere Differenz, nur RCTs	156	0,57	0,50

Anmerkungen: ES = Effektstärke; *n* = Anzahl der Patienten; *M* = Mittlere Effektstärke (mean); RCT = randomisiert kontrollierte Studie; *SD* = Standardabweichung; Hedge's *g* wurde genutzt, um die Verzerrung durch kleine Stichprobengrößen zu korrigieren.

Wirksamkeit bei Depression belegt

Die Wirksamkeit der EFT in der Behandlung von Depression konnte in mehreren randomisierten, kontrollierten Ergebnisstudien belegt werden, weshalb die EFT in die Liste der evidenzbasierten Verfahren der Depressionsbehandlung aufgenommen wurde (Division 12 American Psychological Association, 2015). Goldman, Greenberg und Angus (2006) verglichen die Wirksamkeit Personzentrierter und Emotionsfokussierter Therapie in der Depressionsbehandlung. Beide Verfahren erwiesen sich als wirksam, vergleichbar mit den Effektstärken ähnlicher Depressionsstudien mit vergleichbaren Populationen. EFT zeigte sich jedoch wirksamer in der Reduktion depressiver Symptome, sowie interpersoneller Probleme und in der Verbesserung des Selbstwertgefühls. Es zeigte sich weiterhin, dass Effekte im 18-monatigen Follow-up erhalten blieben, und es der EFT-Gruppe hier besser ging als der personzentrierten Gruppe (Ellison, Greenberg, Goldman & Angus, 2009).

Watson, Gordon, Stermac, Kalogerakos und Steckley (2003) verglichen die Wirksamkeit von KVT und EFT (dort noch genannt Process-experiential therapy [PE]) und fanden keine Unterschiede in der Reduktion von Depression und genereller Symptombelastung (vgl. Tabelle 5). Unterschiede fanden sich bezüglich der Bewältigung interpersoneller Probleme: Patienten der EFT-Bedingung zeigten sich nach Ende der Therapie entsprechend der Hypothese der Autoren weniger dominant, weniger unterwürfig und ausnutzbar, weniger intrusiv und selbstbehauptender als solche aus der KVT-Bedingung.

Tabelle 5: Mittelwerte (und Standardabweichungen) und F-Werte für die jeweiligen Ergebnismaße (Watson et al., 2003)

	KVT		EFT		F Wert	
	n	M (SD)	n	M (SD)	Zeit	Z x Gruppe
BDI						
Prä	33	26,00 (9,03)	33	23,24 (7,81)	14,53***	0,8
Post	33	10,27 (9,62)	33	9,03 (8,63)		
RSE						
Prä	29	31,28 (7,32)	31	33,06 (6,64)	5,32*	0,23
Post	29	36,45 (7,76)	31	38,74 (6,11)		
DAS Total						
Prä	28	144,04 (27,90)	28	132,57 (32,32)	11,21**	0,6
Post	28	121,93 (30,75)	28	112,21 (34,18)		
IIP Total						
Prä	29	1,33 (0,51)	30	1,40 (0,38)	11,89***	5,54*
Post	29	1,18 (0,53)	30	1,05 (,54)		

Anmerkungen: BDI = Beck Depression Inventory; RSE = Rosenberg Self-Esteem Inventory; DAS total = Dysfunctional Attitudes Scale total score; IIP total = Inventory of Interpersonal Problems total score; * *p* = .05; ** *p* = .01; *** *p* = .001.

Weiterhin liegen Belege für die Wirksamkeit von Emotionsfokussierter Traumatherapie in der Behandlung von PTBS nach Missbrauch in der Kindheit vor sowie für die Bewältigung emotionaler Verletzungen durch Bezugspersonen. Darüber hinaus gibt es Studien, die erste Belege für die Wirksamkeit der EFT in der Behandlung der Generalisierten Angststörung, Sozialen Phobie und von Essstörungen liefern.

5.2 Prozessforschung

Ganz im Sinne der Forderung von Wampold (2001) bildet die Psychotherapieprozessforschung seit Jahrzehnten das Fundament der EFT. Dieser Forschungszweig wurde in der EFT priorisiert und beschäftigt sich mit der Frage, *wie* Veränderung geschieht bzw. *welche Prozesse* zu therapeutischer Veränderung beitragen. In keinem anderen Verfahren liegen so viele Forschungsarbeiten zu den einzelnen postulierten Veränderungsvariablen vor wie in der EFT. Hierin zeigt sich die enge Verflechtung von Forschung, Theorie und Praxis, welche die EFT auszeichnet. Die Bedeutung der zentralen Konstrukte der EFT für einen erfolgreichen Therapieprozess konnten empirisch belegt werden. Einige Ergebnisse haben wir bereits in vorherigen Kapiteln erwähnt. Neben Studien zu den einzelnen therapeutischen Interventionen/Aufgaben liegen zahlreiche Studien zur therapeutischen Arbeitsbeziehung, Fokussierung auf Emotionen, ausgedrückter emotionaler Aktivierung, emotionaler Verarbeitung, emotionale Produktivität, narrative Verarbeitung und produktiven emotionalen Veränderungssequenzen vor (Auszra et al., 2017). Diese Forschung zeigt, dass erfahrungsorientierte Elemente in effektiver Psychotherapie eine wichtige Rolle spielen. Eine jüngere Metanalyse von 43 Studien zum Zusammenhang von Emotionsausdruck im Patienten und Therapieausgang fand, dass der Emotionsausdruck von Patienten einen mittleren bis großen Effekt auf das Therapieergebnis hat (Peluso & Freund, 2018).

Emotionsausdruck und emotionale Verarbeitung sind wichtige Erfolgsfaktoren

Zusammenfassend lässt sich aus der EFT-Prozessforschung zu Emotionen Folgendes festhalten: Die moderate Aktivierung von primären Emotionen, die mit hinreichend Erlebenstiefe, produktiv verarbeitet und in ein kohärentes Narrativ gefasst werden und sich über die Zeit hinweg von sekundären über primär maladaptive zu primär adaptiven Emotionen entwickeln, sagt im Kontext einer empathischen Beziehung mit einer guten Arbeitsallianz ein gutes Therapieergebnis vorher.

Kritische Einordnung

Die Emotionsfokussierte Therapie entspringt einer humanistischen Tradition, deren Fokus auf Psychotherapieprozessforschung liegt, und entsprechend hat sie hier ihre Stärke. Sie bietet eine empirisch gut untermauerte Landkarte emotionaler Veränderungsprozesse. Dort, wo kontrollierte Studien durchgeführt wurden, sind die Ergebnisse vielversprechend. Obgleich die EFT langsam aufholt, besteht an dieser Stelle erheblicher Forschungsbedarf. Der Mangel an RCTs lässt sich zum einen durch die erwähnte Priorisierung von Prozess- gegenüber Ergebnisforschung erklären. Ein weiterer Grund liegt darin, dass die EFT in Bereichen, in denen Forschung betrieben wird, vergleichsweise weniger vertreten ist (z. B. an Lehrstühlen und großen Kliniken). Auch lag der Schwerpunkt der Psychotherapieforschung bislang auf manualisierten Verfahren zur Behandlung von spezifischen Störungsbildern, die sich in der EFT aufgrund des transdiagnostischen Ansatzes erst allmählich entwickeln. Damit einhergehend fehlen in der EFT bisher ausformulierte Manuale zum Einsatz im stationären Setting oder mit „schweren Patientengruppen" wie chronisch depressiven Patienten oder solchen mit Persönlichkeitsstörungen.

6 Fallbeispiel

Ein junger Vater, Anfang dreißig, kommt mit einer mittelgradigen depressiven Episode in die Therapie. Die Symptome hätten begonnen, nachdem er im Beruf wiederholt schlechte Rückmeldungen erhalten habe. Zu Beginn folgt die Therapeutin dem Patienten empathisch und exploriert und validiert seine Gefühle der Resignation und Leere sowie seine Sorgen, seinen Job zu verlieren und nicht mehr für seine Kinder sorgen zu können (sekundäre symptomatische Gefühle). Der Patient hat Mühe hat, seine Gefühle wahrzunehmen und zu benennen. Seine Stimmqualität ist external, und er spricht mehr über äußere Aspekte von Situationen als von seinen Gefühlen (geringe Erlebenstiefe, geringe Produktivität im Umgang mit emotionalem Erleben). Durch Psychoedukation über die Bedeutung von Emotionen und eine erste vorsichtige Fallformulierung über den Zusammenhang zwischen seinen Beschwerden und seinen Emotionen bzw. seinem Umgang mit diesen, gelingt es der Therapeutin, den Patienten zu motivieren, sich auf emotionsfokussierte Arbeit einzulassen. Selbstbeobachtungshausaufgaben auch mithilfe eines Emotionstagebuches zwischen den Sitzungen helfen den Zugang des Patienten zu seinem emotionalen Erleben zu verbessern.

In den Stunden explorieren Therapeutin und Patient das emotionale Erleben des Patienten in aktuellen belastenden Situationen. Geleitet durch die verstehende und explorative Empathie der Therapeutin wendet sich der Patient in den Sitzungen zunehmend seinen Emotionen zu, kann sie in Worte fassen und deren Bedeutung ausdifferenzieren (Erlebenstiefe und emotionale Produktivität nehmen zu). Es zeigt sich, dass sich der Patient ständig kritisiert und unter Druck setzt, im Beruf erfolgreicher zu sein (Marker für selbstkritische Spaltung). In einem Zwei-Stuhl-Dialog mit dem inneren „Druckmacher" (Stunde 10), den die Therapeutin einleitet (*Th.:* „Kommen Sie mal herüber [zeigt auf einen zweiten Stuhl] und setzten Sie ihn mal unter Druck. Wie machen Sie das?"), wird eine zunächst angstmachende („Der Vorgesetzte will dich loswerden!") und dann kritische Stimme offenbar („Du hast es einfach nicht drauf, du bist zu blöd für den Job! Die Kollegen wissen schon, dass du eigentlich nicht dazu gehörst."). Der Patient kommt daraufhin zunächst mit symptomatischen Gefühlen der Angst („Ich habe Angst die Erwartungen nicht zu erfüllen!") in Reaktion auf die angstmachende Stimme, und mit Gefühlen der Resignation und Hoffnungslosigkeit in Reaktion auf die Selbstkritik in Berührung („Er hat Recht. Ich mache nichts richtig. Ich kann es auch einfach bleiben lassen"). Mit Unterstützung der Therapeutin, die auf den Schmerz fokussiert, den die Worte der kritischen Stimme in ihm hinterlassen (*Th.:* „Können Sie ihm davon erzählen, wie schmerzhaft es ist, das zu hören?"), erhält er Zugang zu tieferliegenden primär maladaptiven Gefühlen der Scham, „wertlos und falsch" zu sein (Kernschmerz). Die Therapeutin hilft ihm, diese Gefühle zu verarbeiten, also wahrzunehmen, zu erlauben, zu akzeptieren, im Körper zu spüren, in Worte zu fassen und einzuordnen (hohe Produktivität). Bei diesem Erleben angekommen, fragt die Therapeutin nach den Bedürfnissen des Patienten (*Th.:* „Was brauchen Sie von der anderen Seite?"). Der Patient kann sein Bedürfnis nach Verständnis, Anerkennung und Lob wahrnehmen und ausdrücken. Dabei wird seine Stimme fester und er organisiert sich erkennbar selbstbehauptender (primär adaptiver Ärger). In Reaktion auf den Ausdruck dieses Bedürfnisses wird die kritische Seite weicher, drückt Mitgefühl (primär adaptives Gefühl) gegenüber dem Patienten aus („Es tut mir leid, zu sehen, wie du leidest, das ist nicht, was ich erreichen wollte") und benennt Werte und protektive Anliegen („Ich möchte doch nur, dass du ein guter Vater und Versorger bist und ich will nicht, dass du Alles verlierst"). Die kritische Seite kann dem Bedürfnis nach Lob und Anerkennung jedoch nicht nachkommen („Ich sehe ein, dass das, was ich mache kontraproduktiv ist. Aber ich kann dich nicht loben und Raum geben, sonst machst du irgendwas total Dummes."). Was die Seite befürchtet, wird zunächst nicht konkret. Der Patient erhält die Hausaufgabe das Zusammenspiel der Seiten im Alltag zu beobachten und sich, wo möglich, der kritischen Seite gegenüber abzugrenzen.

Zwischen den darauffolgenden Stunden erlebt der Patient auch Rückschläge, weshalb die Zwei-Stuhl-Arbeit mehrmals wieder aufgegriffen wird. Der Patient kann sich über die Stunden hinweg immer besser der kritischen Seite gegenüber abgrenzen. In der Folge beginnt er, im Beruf mehr Initiative zu zeigen, erlebt sich als leistungsfähiger, die depressive Antriebslosigkeit nimmt ab. In der Selbstbeobachtung kann er wahrnehmen, dass er ein Bedürfnis nach Anerkennung und Lob von seinem Vorgesetzten und seinen Kollegen hat, sich aber in dem, was er leistet, nicht zeigt. Er erhält die Hausaufgabe, zu beobachten, was ihn innerlich davon abhält, mit einem abgeschlossenem Arbeitsprojekt zum Vorgesetzten zu gehen, um sich eine Rückmeldung einzuholen. Der Patient berichtet in der darauffolgenden Stunde (Stunde 19) von einer „unheimlichen Angst", sich dem Vorgesetzten zu zeigen, die er aber nicht näher spezifizieren könne. Die Therapeutin leitet daraufhin einen Dialog mit einem Unterbrecher/Angstmacher ein (*Th.:* „Kommen Sie mal hier herüber. Seien Sie mal die Seite, die verhindert, dass er zum Vorgesetzten geht, dass er sich zeigt. Wie machen Sie das?"). Im Rahmen der Exploration der Botschaft der angstmachenden/unterbrechenden Seite kommen Erinnerungen an jahrelanges Mobbing in der Schulzeit hoch. Es wird deutlich, dass ihn die unterbrechende Seite schützen will („Zeig dich nicht! Du gibst nur eine Angriffsfläche, du wirst fertig gemacht werden. Bleib unter dem Radar!"), die Angst in der unterbrechenden Seite wird offenbar. Im Verlauf kann sich die erlebende Seite abgrenzen und ihre Bedürfnisse spüren und äußern („Ich möchte lebendig sein! Endlich ich sein können!"). Der Patient beginnt, sich seiner Frau gegenüber und am Arbeitsplatz mehr zu zeigen, was weiter schwierig bleibt, weshalb der angstmachende/unterbrechende Dialog in den folgenden Stunden immer wieder aufgenommen wird. Die erlebende Seite erstarkt deutlich, kann aber der angstvollen unterbrechenden Seite gegenüber kein Mitgefühl empfinden („Hör einfach auf! Ich will dich loswerden."). Die Therapeutin lädt den Patienten im Stuhl der unterbrechenden Seite daher ein (Stunde 28), sich in die Zeit des Mobbings zurückzuversetzen, der „12-Jährige zu sein" und von seiner Angst zu erzählen. In der Bearbeitung der episodischen Erinnerungen werden intensive Angst und Gefühle der Hilflosigkeit und Ausweglosigkeit aktiviert („Ich musste da jeden Morgen wieder hingehen"). Die Therapeutin hilft dem Patienten, diese zuzulassen, zu akzeptieren und in Worte zu fassen und fragt ihn, was der Junge gebraucht hätte. Der Patient kann ausdrücken, dass er „Hilfe und Unterstützung" benötigt hätte. Er spürt den Schmerz darüber, wie sehr diese gefehlt haben. Dies markiert für den Patienten einen Wendepunkt, ihm wird klar, dass er als 12-jähriger das Problem gar nicht hätte lösen *können*. Er beginnt Ärger auf die Mutter zu empfinden, die ihm stets geraten hatte, sich anzupassen und durchzuhalten (Marker für einen unabgeschlossenen Prozess). Im darauffolgenden Leeren-Stuhl-Dialog kann der Patient diesen Ärger der Mutter gegenüber ausdrücken („Du warst einfach zu feige etwas zu tun! Das war nicht okay."), ebenso sein Bedürfnis nach Unterstützung und ein Gefühl der Berechtigung empfinden („Ich hätte es verdient gehabt, dass du deine Angst überwindest und dich für mich einsetzt."). Er geht aus dem Dialog gestärkt hervor („Ich fühle das erste Mal, dass mit mir überhaupt nichts falsch war, dass ich das nicht hinbekommen habe. Ich hätte einfach Hilfe gebraucht.") und kann Stolz darüber empfinden, das Mobbing so gut überstanden zu haben (veränderte Sicht des eigenen Selbst). Als der Dialog in einer der nächsten Stunden wieder aufgenommen wird (Stunde 33), kann die Mutter Mitgefühl und Reue äußern, was der Patient als stärkend erlebt und gleichzeitig in ihm tiefe Trauer um verlorene unbeschwerte Kinderjahre wachruft (primär adaptive Trauer). Die Therapeutin hilft ihm, dieser Trauer Raum zu geben und sie zu verarbeiten. Er beginnt seinem Wunsch zu folgen, mehr Lebendigkeit in sein Leben zu bringen und sich mehr zu zeigen. Dabei kommt ihm immer wieder die unterbrechende/angstmachende Seite in die Quere („Der kleine Junge in mir stellt sich quer."). Diese Schwierigkeiten werden in den Sitzungen immer wieder in der Form von Zwei-

Stuhl-Dialogen aufgenommen. In Stunde 37 gelingt es dem Patienten, der angstvollen unterbrechenden Seite gegenüber Mitgefühlt zu empfinden und auszudrücken („Es tut mir wirklich leid, dass du so viel Scheiß erleben musstest. Ich verstehe, dass du Angst hast."). Er kann die angstvolle Seite nun beruhigen („Es ist okay, wir sind nicht mehr 12. Wir sind stark und haben Menschen um uns, die uns unterstützen."). Dies überträgt sich auch auf sein Leben außerhalb der Therapiesitzung. Er hat das Gefühl, besser wahrzunehmen, was in ihm geschieht, sich besser zu verstehen und besser selbst beruhigen und unterstützen zu können (verbesserte Fähigkeit der emotionalen Verarbeitung). Positives Feedback von Seiten seiner Frau und am Arbeitsplatz wirken sich weiterhin positiv aus. Die Therapeutin hilft ihm, die Veränderungen in seinem Selbstnarrativ explizit zu machen und zu konsolidieren („An mir ist nichts falsch. Ich musste jahrelang Qualen ohne Hilfe ertragen und habe das erstaunlich gut überstanden. Ich bin liebenswert, stark und wehrhaft."). Die depressive Symptomatik ist vollständig remittiert. Nach 44 Stunden endet die Therapie.

7 Weiterführende Literatur

Auszra, L., Herrmann, I.R. & Greenberg, L.S. (2017). *Emotionsfokussierte Therapie: Ein Praxismanual.* Göttingen: Hogrefe https://doi.org/10.1026/02425-000

Greenberg, L.S. (2011). *Emotionsfokussierte Therapie.* München: Ernst Reinhardt Verlag.

8 Literatur

Auszra, L., Greenberg, L.S. & Herrmann, I. (2013). Client emotional productivity – optimal client in-session emotional processing in experiential therapy. *Psychotherapy Research, 23* (6), 732–746. https://doi.org/10.1080/10503307.2013.816882

Barlow, D.H., Farchione, T.J., Sauer-Zavala, S., Murray Latin, H., Ellard, K.K., Bullis, J.R. & Cassiello-Robbins, C. (2018). *Transdiagnostische Behandlung emotionaler Störungen: Therapeutenmanual.* Göttingen: Hogrefe.

Barrett, L.F. (2017). *How emotions are made: The secret life of the brain.* Boston, MA: Houghton Mifflin Harcourt.

Bohus, M. (2019). *Borderline-Störung* (Fortschritte der Psychotherapie). Göttingen: Hogrefe. https://doi.org/10.1026/02853-000

Campos, J.J., Frankel, C.B. & Camras, L. (2004). On the nature of emotion regulation. *Child development, 75* (2), 377–394. https://doi.org/10.1111/j.1467-8624.2004.00681.x

Davidson, R.J. (2000). Affective style, psychopathology, and resilience: Brain mechanisms and plasticity. *American Psychologist, 55* (11), 1196–1214. https://doi.org/10.1037/0003-066X.55.11.1196

Division 12 American Psychological Association (2015). *Emotion-Focused Therapy for Depression.* Retrieved March, *31*, 2019 from https://www.div12.org/treatment/emotion-focused-therapy-for-depression/

Elliott, R. & Greenberg, L.S. (2016). Humanistic-experiential psychotherapy in practice: Emotion-focused therapy. In A.J. Consoli, L.E. Beutler & B. Bongar (Eds.), *Comprehensive textbook of psychotherapy: Theory and practice* (2nd ed., pp. 106–120). New York, NY: Oxford University Press.

Elliott, R., Greenberg, L.S., Watson, J.C., Timulak, L. & Freire, E. (2013). Research on humanistic-experiential psychotherapies. In M.J. Lambert (Ed.), *Bergin and Garfield's Handbook of Psychotherapy and Behavior Change* (6th revised ed., pp. 495–538). New York, NY: John Wiley & Sons.

Elliott, R., Watson, J.C., Goldman, R.N. & Greenberg, L.S. (2007). *Praxishandbuch der Emotionsfokussierten Therapie.* München: CIP-Medien.

Ellison, J.A., Greenberg, L.S., Goldman, R.N. & Angus, L. (2009). Maintenance of gains following experiential therapies for depression. *Journal of Consulting and Clinical Psychology, 77* (1), 103. https://doi.org/10.1037/a0014653

Flückiger, C., Horvath, A.O., Del Re, A., Symonds, D. & Holzer, C. (2015). Bedeutung der Arbeitsallianz in der Psychotherapie. *Psychotherapeut, 60* (3), 187–192. https://doi.org/10.1007/s00278-015-0020-0

Foa, E.B. & Kozak, M.J. (1986). Emotional processing of fear: exposure to corrective information. *Psychological Bulletin, 99*(1), 20–35. https://doi.org/10.1037/0033-2909.99.1.20

Fredrickson, B.L. & Losada, M.F. (2005). Positive Affect and the Complex Dynamics of Human Flourishing. *American Psychologist, 60* (7), 678–686. https://doi.org/10.1037/0003-066X.60.7.678

Frijda, N.H. (1986). *The emotions.* Cambridge, UK: Cambridge University Press.

Goldman, R.N., Greenberg, L.S. & Angus, L. (2006). The effects of adding emotion-focused interventions to the client-centered relationship conditions in the treatment of depression. *Psychotherapy Research, 16* (5), 537–549. https://doi.org/10.1080/10503300600589456

Greenberg, L.S. (2006). *Emotionsfokussierte Therapie. Lernen mit den eigenen Gefühlen umzugehen.* Tübingen: dgvt.

Greenberg, L.S. (2019). Theory of Functioning in Emotion-Focused Therapy. In L.S. Greenberg & R.N. Goldman (Eds.), *Clinical Handbook of Emotion-Focused Therapy* (pp. 37–59). Washington, DC: American Psychological Association.

Greenberg, L.S. & Goldman, R.N. (2015). *Case formulation in emotion-focused therapy: Co-creating clinical maps for change.* (R.N. Goldman & L.S. Greenberg, Trans.). Washington, DC: American Psychological Association.

Greenberg, L.S. & Goldman, R.N. (2019). Theory of Practice of Emotion-Focused Therapy. In L.S. Greenberg & R.N. Goldman (Eds.), *Clinical Handbook of Emotion-Focused Therapy* (pp. 66–89). Washington, DC: American Psychological Association.

Greenberg, L.S. & Paivio, S.C. (1997). *Working with emotions in psychotherapy.* New York, NY: The Guilford Press.

Greenberg, L.S. & Pascual-Leone, J. (2001). A dialectical constructivist view of the creation of personal meaning. *Journal of Constructivist Psychology, 14*, 165–186. https://doi.org/10.1080/10720530151143539

Greenberg, L.S. & Safran, J.D. (1987). *Emotion in psychotherapy: Affect, cognition and the process of change*. New York: Guilford Press.

Herrmann, I.R. & Auszra, L. (2019). Facilitating Optimal Emotional Processing. In L.S. Greenberg & R.N. Goldman (Eds.), *Clinical Handbook of Emotion-Focused Therapy* (pp. 193–216). Washington, DC: American Psychological Association.

Herrmann, I.R., Greenberg, L.S. & Auszra, L. (2016). Emotion categories and patterns of change in experiential therapy for depression. *Psychotherapy Research, 26* (2), 178–195. https://doi.org/10.1080/10503307.2014.958597

Hofmann, S.G. & Hayes, S.C. (2019). The future of intervention science: Process-based therapy. *Clinical Psychological Science, 7* (1), 37–50. https://doi.org/10.1177/2167702618772296

Kramer, U., Pascual-Leone, A., Berthoud, L., Roten, Y. de, Marquet, P., Kolly, S. & Page, D. (2016). Assertive Anger Mediates Effects of Dialectical Behaviour-informed Skills Training for Borderline Personality Disorder: A Randomized Controlled Trial. *Clinical Psychology & Psychotherapy, 23* (3), 189–202. https://doi.org/10.1002/cpp.1956

Lane, R.D., Ryan, L., Nadel, L. & Greenberg, L.S. (2015). Memory reconsolidation, emotional arousal, and the process of change in psychotherapy: New insights from brain science. *Behavioral and Brain Sciences, 38*, e1. https://doi.org/10.1017/S0140525X14000041

Lieberman, M.D., Eisenberger, N.I., Crockett, M.J., Tom, S.M., Pfeifer, J.H. & Way, B.M. (2007). Putting feelings into words. *Psychological science, 18* (5), 421–428. https://doi.org/10.1111/j.1467-9280.2007.01916.x

Ohman, A., Lundquist, D. & Esteves, F. (2001). The face in the crowd revisited: A threat advantage with schematic stimuli. *Journal of Personal and Social Psychology, 80* (3), 381–396. https://doi.org/10.1037/0022-3514.80.3.381

Paivio, S.C. & Pascual-Leone, A. (2010). *Emotion-focused therapy for complex trauma: An integrative approach*. Washington, DC: American Psychological Association. https://doi.org/10.1037/12077-000

Pascual-Leone, A. (2009). Dynamic emotional processing in experiential therapy: Two steps forward, one step back. *Journal of Consulting and Clinical Psychology, 77* (1), 113. https://doi.org/10.1037/a0014488

Pascual-Leone, A. (2018). How clients "change emotion with emotion": A programme of research on emotional processing. *Psychotherapy Research, 28* (2), 165–182. https://doi.org/10.1080/10503307.2017.1349350

Peluso, P.R. & Freund, R.R. (2018). Therapist and client emotional expression and psychotherapy outcomes: A meta-analysis. *Psychotherapy, 55* (4), 461. https://doi.org/10.1037/pst0000165

Phelps, E.A., Ling, S. & Carrasco, M. (2006). Emotion facilitates perception and potentiates the perceptual benefits of attention. *Psychological Science, 17* (4), 292–299. https://doi.org/10.1111/j.1467-9280.2006.01701.x

Rice, L.N. & Kerr, G.P. (1986). *Measures of client and therapist vocal quality*. New York, NY: Guilford Press.

Schneider, S. & Margraf, J. (2017). *Agoraphobie und Panikstörung* (Reihe: Fortschritte der Psychotherapie, Bd. 3). Göttingen: Hogrefe. https://doi.org/10.1026/02513-000

Subic-Wrana, C., Greenberg, L.S., Lane, R.D., Michal, M., Wiltink, J., & Beutel, M.E. (2016). Affective change in psychodynamic psychotherapy: Theoretical models and clinical approaches to changing emotions. *Zeitschrift für Psychosomatische Medizin und Psychotherapie, 62* (3), 207–223. https://doi.org/10.13109/zptm.2016.62.3.207

Svaldi, J. & Tuschen-Caffier, B. (2018). *Bulimia Nervosa*. Hogrefe.
Timulak, L. & Keogh, D. (2020). Emotion-focused therapy: A transdiagnostic formulation. *Journal of Contemporary Psychotherapy, 50* (1), 1–13. https://doi.org/10.1007/s10879-019-09426-7
Wampold, B.E. (2001). *The great psychotherapy debate: Models, methods, and findings.* Mahwah, NJ: Lawrence Erlbaum Associates.
Watson, J.C., Gordon, L.B., Stermac, L., Kalogerakos, F. & Steckley, P. (2003). Comparing the effectiveness of process-experiential with cognitive-behavioral psychotherapy in the treatment of depression. *Journal of Consulting and Clinical Psychology, 71* (4), 773. https://doi.org/10.1037/0022-006X.71.4.773

9 Kompetenzziele und Lernkontrollfragen

Kompetenzziele

Folgendes Wissen und folgende Kompetenzen sollen durch die Lektüre dieses Buches erworben werden:

1. Dieses Buch hat zum Ziel, Ihnen die theoretischen Grundlagen sowie die zentralen Arbeitsprinzipien der EFT zu vermitteln.
2. Sie sollen Einblick in den Prozess emotionaler Veränderung in der Therapie erhalten und wie Sie ihn als Therapeutin bzw. als Therapeut fördern können.
3. Wir möchten Ihnen die Rolle der Therapeutin/des Therapeuten und die Art der Beziehungsgestaltung in der EFT näherbringen.
4. Ihre therapeutischen Wahrnehmungsfertigkeiten in Bezug auf Variablen emotionaler Verarbeitung sollen geschult werden.
5. Sie sollen Wissen zu Indikation und Kontraindikationen emotionsaktivierender Arbeit erwerben.
6. Sie werden die Besonderheiten emotionsfokussierter Empathie sowie unterschiedliche Arten von Empathie und ihre Bedeutung kennenlernen.
7. Am Beispiel von Stuhl-Interventionen sollen Sie erkennen, wann welche Intervention eingesetzt werden kann, um emotionale Verarbeitung und Transformation zu fördern.
8. Sie werden die Interventionen Leere-Stuhl-Arbeit, Zwei-Stuhl-Arbeit und Zwei-Stuhl-Inszenierung Schritt für Schritt kennenlernen und wie diese gewinnbringend und flexibel genutzt werden können, um emotionale Transformation zu ermöglichen.
9. Sie sollen Wissen bezüglich der Varianten und Kombinationsmöglichkeiten sowie des aktuellen Standes der Wirksamkeitsforschung und Prozessforschung der EFT erwerben.

Lernkontrollfragen

1. Folgende Aussagen zu EFT treffen zu:
   a) Die EFT basiert auf den Prinzipien der klassischen Lerntheorie.
   b) Die EFT ist ein Marker geleitetes Verfahren und bietet Interventionen an, die emotionale Verarbeitung fördern und emotionale Transformation ermöglichen.
   c) Die EFT sieht Persönlichkeit als Struktur, bestimmt durch das wiederholte Auftreten spezifischer Verhaltens- und Denkmuster.
   d) Die EFT hat keine kohärente Theorie emotionaler Veränderung.

2. Der Prozess therapeutischer Veränderung in der EFT verläuft in erfolgreichen Therapien innerhalb der Sitzung und über Sitzungen hinweg typischerweise
   a) von primär adaptiven zu sekundären Emotionen über das frustrierte Bedürfnis hin zu primär maladaptiven Emotionen.
   b) von sekundären, zu primär maladaptiven Emotionen über das frustrierte Bedürfnis hin zu primär adaptiven Emotionen.
   c) von primär adaptiven zu sekundären Emotionen über primär maladaptive Emotionen hin zum frustrierten Bedürfnis.
   d) in keiner speziellen Abfolge.

3. Die Rolle der Therapeutin/Therapeuten in der EFT beinhaltet folgende Komponenten:
   a) Die Therapeutin/der Therapeut versteht sich als Emotionscoach und fördert eine kooperative Arbeitsbeziehung.
   b) Die Therapeutin/der Therapeut hilft dysfunktionale Muster aufzudecken und konfrontiert die Patientin/den Patienten damit.
   c) Die Therapeutin/der Therapeut versteht sich als Expertin/Experte für die Lösung der Schwierigkeiten der Patientin/des Patienten.
   d) Die Therapeutin/der Therapeut nimmt eine pädagogische Haltung ein und gibt der Patientin/dem Patienten Feedback zum richtigen Umgang mit Emotionen.

4. Was haben EFT-Therapeutinnen und -Therapeuten immer im Blick?
   a) Modi und Muster von Patientinnen und Patienten.
   b) Denkfehler, die zu negativen Emotionen führen.
   c) Emotionale Aktivierung, Emotionstyp und Modus emotionaler Verarbeitung.
   d) Übertragung und Gegenübertragungsphänomene.

5. Folgendes sind Kontraindikationen zur emotionsfokussierten Arbeit:
   a) Emotionale Distanziertheit der Patientin/des Patienten.
   b) Akutes psychotisches Erleben.

c) Leichte emotionale Aktivierbarkeit.
d) Emotionale Überregulation.

6. Im Zwei-Stuhl-Dialog zu Selbstkritik
   a) wird mit der Patientin/dem Patienten abgrenzendes Verhalten dem Kritiker gegenüber eingeübt. So kann die Patientin/der Patient die Erfahrung machen, dass sich dies viel besser für sie/ihn anfühlt.
   b) wird über das Erleben von Scham und den Zugang zu dazugehörigen frustrierten Bedürfnissen nach Wertschätzung, Unterstützung usw. abgrenzender Ärger aktiviert. Die kritische Seite wird weicher.
   c) wird häufig ein dritter Stuhl mit einem erwachsenen Selbstanteil hinzugezogen.
   d) soll der Kritiker abgestellt bzw. entfernt werden.

7. Im Leeren-Stuhl-Dialog
   a) sollen Patientinnen und Patienten lernen, sich gegen abwertende Elternrepräsentanzen zu wehren. Hierbei unterstützt sie die Therapeutin/der Therapeut und der Ausdruck von Ärger wird eingeübt.
   b) sollen schmerzhafte primär maladaptive Gefühle verarbeitet und primär adaptive Gefühle zugänglich gemacht werden.
   c) geht es in der Form eines Skill-Trainings um das Üben von interpersoneller Abgrenzung im Dienste von Identitätsbedürfnissen.
   d) geht es um Nachbeelterung.

8. Folgende Aussagen zur Kombination von EFT treffen zu:
   a) Eine hilfreiche Frage in der Kombination mit verhaltenstherapeutischem Vorgehen kann sein: Handelt es sich bei diesem Problem meiner Patientin/meines Patienten um ein Fertigkeitendefizit oder handelt es sich um ein emotionales Verarbeitungsproblem.
   b) Die EFT lässt sich nur sehr schwer mit verhaltenstherapeutischem Vorgehen kombinieren.
   c) Die EFT fokussiert wie die Verhaltenstherapie hauptsächlich auf Symptome.
   d) Sokratisches Hinterfragen kann dann integriert werden, wenn eine Patientin/ein Patient sich im primär maladaptiven Erleben nicht adaptiv organisiert.

9. Folgende Aussagen zur Forschungsbasis der EFT sind richtig:
   a) Es gibt keine Hinweise für die Wirksamkeit der EFT für die Posttraumatische Belastungsstörung, Generalisierte Angststörung, Soziale Phobie und für Essstörungen.
   b) Die Therapieprozessforschung spielt in der EFT eine untergeordnete Rolle.

c) Die Wirksamkeit der EFT in der Behandlung von Depression konnte in mehreren randomisierten, kontrollierten Ergebnisstudien belegt werden, weshalb die EFT von der APA in die Liste evidenzbasierter Verfahren aufgenommen wurde.
d) Die EFT kann bisher keine empirischen Nachweise der Bedeutung ihrer postulierten Veränderungsvariablen erbringen.

Beantworten Sie die hier abgedruckten Lernkontrollfragen und sammeln Sie einfach und bequem Fortbildungspunkte der Kategorie D für Fachkräfte im Bereich Psychotherapie und Medizin. Mehr Informationen finden Sie unter ce.hogrefe.com

10 Anhang

Informationen für Patientinnen und Patienten — 1/2

Warum beschäftigen wir uns mit Emotionen?

Emotionen sind Information. Sie sagen uns, was wir brauchen. Angenehme Gefühle sagen uns, dass wichtige Bedürfnisse erfüllt sind. Unangenehme Gefühle sagen uns, dass wichtige Bedürfnisse nicht erfüllt sind. Unangenehme Gefühle sind wie die kleine rote Signallampe im Auto oder die Fehlermeldungen des Computers, die uns mitteilen, dass etwas nicht stimmt und unsere Aufmerksamkeit braucht.

Emotionen motivieren uns zum Handeln, und zwar so, dass unsere zentralen Bedürfnisse befriedigt werden. Angst hilft uns beispielweise, Sicherheit und Schutz zu suchen und Ärger, unsere Interessen zu verteidigen oder Grenzen zu setzen.

Emotionen beeinflussen, was wir tun. Wir tun (meist) das, was unsere Gefühle vorgeben und nicht das, was wir uns vornehmen oder was unser Verstand uns empfehlen würde. Ich kann mir zum Beispiel vornehmen, mich zu wehren, aber wenn ich Angst davor habe, werde ich es nicht tun. Wenn wir unser Verhalten nachhaltig ändern wollen, müssen wir verändern, was wir fühlen.

Emotionen beeinflussen unser Denken: Wenn wir ängstlich sind, denken wir ängstliche Gedanken, wenn wir traurig sind, denken wir traurige Gedanken. Um nachhaltig zu verändern, wie wir denken, müssen wir verändern, wie wir fühlen.

Was haben meine Gefühle mit meinen Symptomen zu tun?

Vergangene Erfahrungen prägen stark, wie wir heute fühlen. Habe ich als Kind häufig Angst, Scham, Einsamkeit oder Traurigkeit gefühlt, so haben sich diese *schmerzhaften Gefühle* im Gehirn gut vernetzt, sie sind gut gebahnt. Dann ist es sehr wahrscheinlich, dass ich diese Gefühle auch heute häufiger fühle, und zwar in Situationen, die denen der Vergangenheit in irgendeiner Weise ähnlich sind. Dies kann enorm belastend sein, z. B., wenn ich mich ungenügend oder wie ein Versager fühle, wenn ich kritisiert werde, oder wenn ich ständig Angst habe, verletzt zu werden.

Symptome entstehen, wenn unser Emotionssystem versucht, diese schmerzhaften Gefühle zu vermeiden und nicht mehr zu fühlen. Symptome (Zwang, Depression, Panik, Süchte usw.) helfen, diese Gefühle zu unterdrücken, führen aber zu weiterem Leiden. Manche Symptome lassen unsere Gefühle zu Eis gefrieren (wie bei Depression oder psychosomatischen Beschwerden), andere entstehen aus dem, was wir tun, um nicht fühlen zu müssen (z. B. Alkohol trinken, Selbstverletzung, Grübeln) oder auch aus dem, was wir nicht mehr tun (nicht mehr aus dem Haus gehen, angstbesetze Situationen vermeiden, wichtige Aufgaben nicht erledigen usw.).

Informationen für Patientinnen und Patienten 2/2

Warum hilft es mir, mich mit meinen schmerzhaften Emotionen zu beschäftigen?

Um Symptome nachhaltig abzubauen, müssen wir uns mit den darunterliegenden schmerzhaften Emotionen auseinandersetzen. Dabei gilt: Um schwierige Gefühle heilen zu können, muss man sie fühlen. Man muss an einem Platz ankommen, um ihn verlassen zu können. So lernen wir einerseits besser mit unseren Gefühlen umzugehen, ohne sie zu vermeiden. Andererseits wird in der Therapie daran gearbeitet, diese schmerzhaften Emotionen zu verändern, indem auf die Situationen, die diese Gefühle auslösen, neue emotionale Antworten gefunden werden (z. B. Ärger, wo wir Angst empfinden oder Selbstmitgefühl, wo wir Scham empfinden).

Warum in die Vergangenheit zurück gehen?

Um schmerzhafte Gefühle dauerhaft verändern zu können, müssen sie im Hier und Jetzt erlebt werden. Dies gelingt am wirkungsvollsten, wenn wir uns an die Situationen erinnern, in denen sie entstanden sind. Dann können wir *auf alte Probleme neue emotionale Antworten* finden, die uns heute und in der Zukunft helfen, uns besser an belastende Situationen in unserem Leben anzupassen. Alte schwierige Gefühle werden nicht mehr ungewollt aktiviert werden, und wir können schmerzhafte Erfahrungen hinter uns lassen.

Emotionsliste für die Selbstbeobachtung							1/2
Art des Gefühls	**Montag**	**Dienstag**	**Mittwoch**	**Donnerstag**	**Freitag**	**Samstag**	**Sonntag**
Glück							
Zufriedenheit							
Stolz							
Zuversicht							
Begeisterung							
Freude							
Liebe							
Dankbarkeit							
Mitgefühl							
Zuneigung							
Ruhe							
Interesse							
Überraschung							
Angst							

Emotionsliste für die Selbstbeobachtung 2/2

Art des Gefühls	Montag	Dienstag	Mittwoch	Donnerstag	Freitag	Samstag	Sonntag
Panik							
Schmerz							
Traurigkeit							
Einsamkeit							
Neid							
Eifersucht							
Schuld							
Ohnmacht							
Scham							
Ärger							
Ekel							
Verachtung							
Groll							
Andere							

Arbeitsblatt: Fallformulierung für Therapeuten

Zentrale emotionale Schemata	Zentrale Bedürfnisse	Sekundäre Emotionen	Marker	Selbstunter-brechungen	Themen
Maladaptiv:					*Selbst-Selbst*
Adaptiv:					*Selbst-Anderer*
					Existenziell